ACADÉMIE DE MÉDECINE

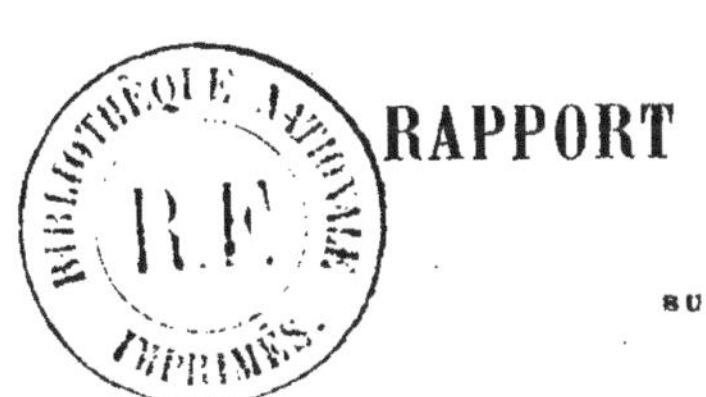

RAPPORT GÉNÉRAL

SUR

LES ÉPIDÉMIES

PENDANT L'ANNÉE 1897

RAPPORT GÉNÉRAL

A M. LE MINISTRE DE L'INTÉRIEUR

SUR

LES ÉPIDÉMIES

qui ont régné en France pendant l'année 1897,

FAIT AU NOM

DE LA COMMISSION PERMANENTE DES ÉPIDÉMIES

DE L'ACADÉMIE DE MÉDECINE

PAR

M. le Dr RENDU

RAPPORTEUR

MELUN

IMPRIMERIE ADMINISTRATIVE

—

1899

RAPPORT GÉNÉRAL

A M. LE MINISTRE DE L'INTÉRIEUR

SUR

LES ÉPIDÉMIES

qui ont régné en France pendant l'année 1897,

FAIT AU NOM DE

LA COMMISSION PERMANENTE DES ÉPIDÉMIES DE L'ACADÉMIE DE MÉDECINE

PAR

M. le Dr RENDU, rapporteur.

MONSIEUR LE MINISTRE,

Le rapport annuel que publie la commission permanente des épidémies de l'Académie de médecine répond à deux buts. Le premier est de faire connaître, aussi exactement que possible, les fluctuations de la santé publique sur les divers points du territoire, et de provoquer l'attention de l'administration sur la présence de foyers morbides endémiques dans certaines régions. Le second est de susciter parmi les médecins une louable émulation qui les conduise à rechercher les causes des épidémies, les circonstances dans lesquelles elles naissent, se développent et se propagent, afin d'en déduire les moyens les plus efficaces pour en empêcher le retour. Ce côté de la question, exclusivement scientifique en apparence, se trouve, en réalité, être de beaucoup le plus important. Car c'est de la connaissance précise des sources du mal et de ses origines que peuvent découler le remède et la prophylaxie.

Il semblerait que la simple énumération des diverses épidémies qui éclatent en France dans le cours d'une année dût être un travail de statistique relativement simple. Avec l'organisation des médecins départementaux et cantonaux, la centralisation des documents dans les préfectures, les registres des mairies, les renseignements que pourraient fournir les instituteurs, si bien placés pour surprendre le début des épidémies dans les écoles, la connaissance des maladies régnantes et surtout les tables de la mortalité ne devraient comporter que de faibles erreurs.

Il n'en est rien cependant. Soit incurie de la part de l'administration, soit négligence de la part des médecins, une grande partie des documents relatifs aux épidémies ne nous parviennent pas. Comme tous les ans, un certain nombre de départements n'ont pas envoyé de rapports, et la mention *néant* est reproduite sur un très grand nombre de feuilles. Heureux arrondissements, qu'il faudrait féliciter sans réserve de n'avoir pas d'histoire, si l'on n'avait de fortes présomptions de croire que leur immunité est toute factice, et prouve simplement l'indifférence sinon parfois même le mauvais vouloir des populations.

Il ne faut pas se dissimuler, en effet, que dans la plupart des campagnes, les municipalités redoutent les enquêtes sur les origines des épidémies. Beaucoup par scepticisme, toutes par ignorance, considèrent que l'administration et le médecin qui la représente n'ont pas le droit de se mêler de leurs affaires et commettent un véritable abus d'autorité en le faisant. Aussi cherchent-elles à dissimuler le plus qu'elles peuvent la vérité, et c'est presque toujours fortuitement et tardivement que l'on arrive à la découvrir, alors que le mal a déjà eu le temps de se propager. Pour ces motifs on ne doit tenir compte que d'une façon très relative des chiffres bruts de la statistique. Un de nos collaborateurs les plus zélés, le Dr Boquin, médecin des épidémies d'Autun, nous montre, par un exemple saisissant, quel écart existe entre les chiffres officiels et la réalité. En comparant les décès enregistrés à la mairie et ceux qui lui ont été signalés pour l'arrondissement, il trouve 51 décès au lieu de 7 qui lui sont indiqués. Ainsi les informations du service de santé ne donnent, dans ce cas particulier, pas même le septième des cas réels. Quel fonds établir sur de pareilles statistiques !

Est-ce à dire qu'il ne faille point en tenir compte? Assurément non. Ce dont il faut être seulement persuadé, c'est que les documents qui nous sont soumis ne renferment qu'une très faible partie de la vérité, et que surtout ils ne sont pas comparables entre eux. Tel arrondissement a la chance d'avoir un administrateur capable, des instituteurs intelligents, des médecins zélés: il enverra une statistique qui sera presque impeccable, tandis que l'arrondissement voisin brillera par son indifférence et fournira des renseignements pour ainsi dire nuls. Mais, ceci une fois admis, il est non moins certain qu'à l'heure actuelle toute épidémie un peu grave est signalée, et que seuls des foyers restreints et de peu d'intensité échappent à la connaissance de l'administration et des médecins enquêteurs.

Et puis, si lents que soient les progrès de l'hygiène, ils finissent néanmoins par pénétrer insensiblement dans les campagnes. La comparaison des conditions sociales du paysan, à dix ans de différence, dans les provinces les plus arriérées de la France, est sous ce rapport singulièrement instructive. Alimentation, logement, manière de vivre, salaires, tout s'est modifié. Bien que la misère et la saleté règnent encore trop souvent en maîtresses, elles tendent à s'amender, et avec les voies de communication plus ouvertes, les échanges plus faciles, le bien-être matériel finit par envahir les villages les plus reculés : aussi, par contre-coup, les conditions de diffusion des épidémies trouvent des milieux moins favorables.

Ajoutez que les médecins, eux aussi, ont changé. Leur instruction est devenue plus générale en même temps que leur nombre s'est accru : leur éducation scientifique surtout a été orientée différemment, et ce n'est que depuis peu d'années que sous l'influence des doctrines pastoriennes, la recherche des causes des épidémies est entrée dans une voie pratique susceptible d'aboutir à une prophylaxie sérieuse.

Il ne faut donc pas trop se plaindre de la pénurie réelle de nos documents et de l'inexactitude avérée de nos statistiques. Des chiffres, plus complètement recueillis, nous fourniraient à coup sûr des données plus précises sur le taux de la mortalité et sur la part qui revient aux épidémies dans la morbidité totale. Mais ils ne nous apprendraient pas plus sûrement à les combattre ni à en prévenir les récidives que des relations isolées, bien faites, et des enquêtes restreintes, scientifiquement conduites. Les observations ne doivent pas être comptées, mais pesées. dit l'adage classique ; on peut plus aisément se passer d'une statistique complète, quand les faits ont été bien étudiés et rationnellement interprétés : car de ces observations découlent les progrès de la prophylaxie et de la thérapeutique.

Or, c'est là une constatation qu'il m'est bien agréable de faire, un grand nombre de nos collègues de la province et surtout de l'armée, nous ont envoyé cette année une séric de relations dont quelques-unes constituent de véritables modèles d'investigations scientifiques et qui sont des documents précieux à consulter. Grâce à ces monographies, poursuivies avec une persévérance et une précision dignes d'éloges, un grand nombre de points relatifs à l'origine, au mode de diffusion, à la contagiosité des maladies épidémiques, se trouvent définitivement élucidés. Scientifiquement, ces mémoires offrent donc une réelle valeur, et surtout, ce qui importe spécialement à l'hygiéniste, ils nous fournissent des moyens pratiques et efficaces pour empêcher le retour de fléaux analogues.

L'année 1897 a eu un régime climatologique très spécial. L'hiver, exceptionnellement doux, a été constamment humide, et la température a constamment dépassé de 4° environ la moyenne normale : à cette saison pluvieuse ont succédé un printemps froid, et des gelées tardives qui ont gravement compromis les récoltes ; enfin l'été a été terne et sans soleil, les mois d'août et de septembre constamment traversés par des jours de pluie. L'arrière-saison seule a présenté une période de sécheresse et de soleil. Ces conditions anormales, qui ont été désastreuses pour toutes les cultures, semblent au contraire avoir exercé une influence plutôt favorable sur la santé publique ; car depuis longtemps le chiffre de la mortalité générale n'était tombé si bas. Tous les rapports médicaux que nous avons sous les yeux sont unanimes sur ce point : du nord au midi de la France la santé générale s'est maintenue exceptionnellement bonne, et nulle part il n'y a eu de grande épidémie meurtrière. Est-ce, comme le croit M. Vergely, de Bordeaux, la conséquence de la mortalité excessive produite par la grippe en 1890, 1891 et 1892, qui a provoqué une large sélection dans la population, et fait disparaître prématurément la plupart des personnes affaiblies et déjà malades : ou faut-il voir dans cet heureux état de choses le résultat d'un réel progrès dans l'hygiène et dans la condition sociale du pays ? Je ne saurais le dire. Le fait est que tous les départements, sans exception, nous envoient des statistiques favorables quant à la mortalité générale, et que la plupart des épidémies signalées sont des incidents locaux sans extension notable.

Nous allons examiner successivement chacune des maladies infectieuses qui sont représentées dans les tableaux statistiques, et nous tâcherons d'apprécier leur rôle respectif dans la mortalité générale.

ROUGEOLE

La rougeole est bien certainement, de toutes les maladies épidémiques, celle qui sévit le plus constamment en France. Il n'y a pas de département où elle ne soit signalée comme envahissant un grand nombre de communes et y frappant dans une très large proportion la population infantile. Si les adultes y échappent en majeure partie. c'est qu'ils en ont subi les atteintes dans leur enfance, et que, les récidives de la maladie, quoique plus fréquentes que pour la scarlatine et la coqueluche, n'en sont pas moins relativement assez rares.

Ces épidémies régionales de rougeole se développent suivant un type presque constant. Un individu contaminé, presque toujours par contagion directe, transporte la maladie au moment de la période d'incubation, et infecte son voisinage dans les deux ou trois jours qui précèdent l'apparition de l'éruption, à une époque par conséquent où le diagnostic de la maladie est impossible. Quatorze jours plus tard éclatent simultanément 10. 15, 20 cas, puis se produit une nouvelle accalmie, jusqu'au moment où de nouveaux sujets infectés, après une incubation de deux septénaires, développent à leur tour la maladie et la propagent. Une épidémie de rougeole subit donc une série d'incubations périodiques dont il est facile de retrouver la trace dans la filiation des contagions successives. C'est presque toujours par les écoles que se font les débuts de l'épidémie, qui frappe ensuite dans les familles une série de membres contaminés par les enfants infectés primitivement. C'est ainsi que s'est comportée à la Ferté-Alais, une épidémie qui a successivement atteint 115 enfants, et dont le Dr Subercaze nous a donné une relation intéressante. Ainsi, également, se développent les épidémies de caserne, telle que celle du 126° régiment d'infanterie, relatée par le Dr Casteret, et où se produisirent quatre éclosions successives de cas multiples, dans les délais classiques de 15 et 15 jours.

Cette contagion de la rougeole, à la fin de la période d'incubation prééruptive, est la règle : ce qui l'est moins, c'est de voir la maladie se développer par le fait d'une contagion tardive. à la période de la convalescence. Les cas de ce genre doivent être sévèrement contrôlés. En voici un pourtant que rapporte le Dr Baratier, de Jeugny (Aube). et qui semble assez probant. Un sergent, atteint de la rougeole à l'hôpital de Toul, est renvoyé en convalescence dans son pays. au bout de 42 jours, après avoir été baigné et avoir eu son uniforme désinfecté, il communique la rougeole à plusieurs individus et devient le point de départ d'une épidémie qui dure six mois et atteint près de 1.200 personnes. On peut pourtant se demander si ce ne sont pas les vêtements qui ont gardé le germe de la maladie et sont devenus le véhicule du contage. Le Dr Casteret, dans son intéressant mémoire, rapporte en effet 6 cas de contagion par des effets militaires.

Un autre point, qui ressort des rapports que nous avons sous les yeux, est la reviviscence fréquente de la rougeole dans les locaux déjà antérieurement contaminés. Cette reviviscence paraît prouvée pour certaines casernes, où chaque année règnent des épidémies de rougeole : celle de la Pépinière à Paris, par exemple (Dr Comte), celle d'Amiens (Dr Fournier). Il est possible que ce soit également une cause d'exaltation de la virulence du germe morbide, et c'est à cette influence qu'il faut attribuer, sans doute, la mortalité spécialement élevée de la rougeole dans certaines casernes et dans les hôpitaux d'enfants trop rarement désinfectés.

Il est très difficile d'établir le coefficient de mortalité vrai des épidémies de rougeole qui se sont produites en France pendant l'année 1897.

Pour cette maladie, plus encore que pour les autres, les chiffres qu'on nous envoie n'ont aucune valeur. Dans un grand nombre de pays, en Bretagne par exemple, on considère une épidémie de rougeole comme un mal nécessaire, par lequel tous les enfants doivent passer. Le médecin n'est même pas appelé pour voir les morbilleux, à plus forte raison ne peut-il pas en donner la statistique.

Ce qui est certain, c'est que la rougeole continue à être une maladie extraordinairement répandue. On peut dire que dans l'espace de trois ans, elle visite la totalité des communes de France. Où elle a passé, se produit une accalmie qui dure en moyenne deux années, puis de nouveau elle se montre dans les mêmes villages, mais les frappe d'une manière inégale. Il serait intéressant de savoir s'il y a des pays qui régulièrement sont plus gravement contaminés que d'autres, et qui paient un tribu de mortalité constamment plus lourd. Les documents fournis par les médecins des épidémies sont muets à cet égard, mais témoignent de différences considérables quant à la gravité des divers foyers de rougeole.

Ainsi tandis qu'à Évreux elle atteint la presque totalité de la population infantile sans faire plus de quelques victimes (D' Regimbard), qu'il en est de même à Bernay (D' Lesueur), à Lyon (D' Bard), à la Ferté-Alais (D' Subercaze), à Romorantin (D' Ansaloni), à Chaumont et à Chalindrey (D' Mougeot), sur d'autres points elle est sensiblement plus meurtrière. Dans les Pyrénées-Orientales, à Perpignan, sur 42 cas, elle tue 6 enfants, soit le septième des cas ; à Elne, sur 18 malades, 3 seulement. Dans la Meurthe, sur 85 communes envahies, donnant 1.900 malades, 54 meurent ; dans le Morbihan, 2.036 cas fournissent 74 décès, à Bordeaux, 40 malades donnent 4 morts (D' Vergely). Enfin dans une petite commune du département du Var, aux Mayons-du-Luc, un enfant venant d'un village voisin contamine 13 personnes, dont 4 succombent avec des accidents de rougeole hémorragique.

Il y a lieu assurément de tenir compte, pour expliquer ces variations, de nombreux facteurs : la période de l'année où éclatent les épidémies : celles d'hiver se compliquant plus aisément de bronchites et de pneumonies ; l'association d'autres maladies régnantes, la grippe et la coqueluche par exemple, qui ajoutent leur toxicité à celle de la rougeole : enfin les conditions de milieu aggravant les épidémies quelles qu'elles soient : encombrement, saleté, misère, qui jouent un rôle si prépondérant dans les grandes villes et dans les pays pauvres. Tout cela ne peut être qu'indiqué et rentre dans l'histoire générale de toutes les épidémies.

RUBÉOLE

A l'histoire de la rougeole se rattachent les épidémies de rubéole qui, très certainement, sont fort communes et passent souvent inaperçues, parce qu'on les confond avec la rougeole.

L'an dernier, une épidémie très caractérisée de ce genre a sévi vers les mois de mai et de juin, dans plusieurs lycées et pensionnats de Paris, et tous les médecins ont eu l'occasion d'en observer dans leur clientèle.

Cette épidémie s'est montrée également dans plusieurs départements. A Lannion, le D' Bastiou, un des médecins d'épidémie qui observent le mieux et qui travaillent le plus, a parfaitement remarqué l'éclosion d'une maladie éruptive caractérisée par un exanthème tantôt scarlatiniforme, tantôt morbilliforme, presque toujours apyrétique ou peu pyrétique, ne donnant pas lieu à de la photophobie et très rarement à de la bronchite et à du catarrhe intestinal. Cette épidémie de rubéole a atteint nombre d'enfants, mais n'a fait aucune victime.

Le Dr H. Comte, médecin au 28e de ligne, nous a donné une description fort complète d'une épidémie du même genre qui a régné à Paris, à la caserne de la Pépinière, et à Courbevoie depuis le 20 mars jusqu'à la fin de mai. Cette épidémie, coïncidant avec des rougeoles véritables et de nombreux cas de scarlatine, présentait souvent de réelles difficultés de diagnostic, et c'est avec une grande sagacité clinique que M. Comte établit les affinités et les différences qui séparent ces trois fièvres éruptives. De cette remarquable monographie, qui constitue un modèle de clarté et de précision scientifique, il résulte que la rubéole se gagne presque toujours par contact direct, et qu'elle a une incubation longue, de dix-sept à vingt jours. Elle évolue en quarante-huit heures, débutant par une rougeur uniforme de la gorge, et déterminant un exanthème fugace qui malgré son peu de durée, retentit sur les ganglions du cou d'une façon presque constante. Cette affection ne saurait être considérée comme une rougeole atténuée car, sur les sujets atteints, 28 à 57 p. 100 avaient déjà eu la rougeole dans leur enfance, proportion beaucoup trop considérable pour ce que nous savons des récidives de cette affection : ce sont donc deux entités morbides distinctes. Nul doute que quand ces caractères cliniques seront devenus familiers aux médecins. beaucoup d'épidémies qualifiées aujourd'hui de rougeoles bénignes seront rapportées à la rubéole.

COQUELUCHE

Je serai bref sur la coqueluche, maladie aussi répandue que la rougeole, et contre laquelle nous ne pouvons exercer qu'une prophylaxie nulle, pour les mêmes raisons. La coqueluche est en effet impossible à distinguer cliniquement, pendant ses premiers stades, d'une grippe légère ou d'une trachéite banale : or c'est à cette période qu'elle se dissémine le plus facilement et que l'agent infectieux semble avoir son maximum de virulence. Le jour où le diagnostic devient évident, le mal est fait et la diffusion de la maladie déjà considérable.

Cette impossibilité d'enrayer les progrès du mal, jointe à la bénignité habituelle de la coqueluche aboutit aux mêmes consé-quences.

Les médecins se désintéressent de ce qu'ils considèrent comme l'état presque normal de la santé publique et beaucoup de familles négligent même de les appeler, quand il ne survient pas de compli-cations sérieuses. De là, comme pour la rougeole, une pauvreté de documents qui quoique nombreux, n'ont aucune valeur, car ils ne représentent qu'une infime partie des cas réels. Comme pour la rougeole également, les tableaux de la mortalité offrent des écarts considérables, tantôt la maladie se présentant avec des atteintes très-bénignes : par exemple plusieurs centaines de cas à Bordeaux, 7 morts (Dr Vergely), tantôt donnant lieu à une mortalité assez sérieuse : ainsi, à Pietricaggio (Corse), 70 cas fournissent 4 décès (Dr Battesti), dans l'Ardèche, 257 cas déclarés donnent 57 morts : dans le Morbihan au contraire 58 pour 2.384 cas. Il est impossible de tirer aucune conclusion de ces documents contradictoires.

VARIOLE

Il semblerait que cent ans après l'introduction de la vaccine, la variole dût être une maladie éteinte, et un souvenir du passé. Cela est presque vrai pour une grande partie de la France, et nous avons la satisfaction de constater que dans nombre de départements, la variole ne figure plus sur la statistique.

On aurait tort pourtant de croire tout danger conjuré et toute menace de retour des grandes épidémies de jadis disparue. Toutes les fois que la surveillance administrative se relâche et que la pratique des vaccinations et des revaccinations se ralentit, on voit éclater des foyers restreints d'épidémie qui prouvent que la maladie n'est pas éteinte et qu'elle reprendrait. du jour au lendemain, sa virulence si l'on n'y mettait bon ordre.

Aucun fait n'est mieux démontré que la valeur prophylactique de la vaccine. Depuis que les revaccinations sont pratiquées systématiquement dans l'armée, la mortalité par variole y est nulle : il en est de même dans la population des hôpitaux de Paris depuis qu'on astreint tous les malades entrants à se faire revacciner. Il est donc certain que la maladie disparaîtrait complètement, si cette pratique se généralisait dans toute la France, et si chaque département possédait un institut vaccinal largement pourvu.

Mais nous n'en sommes pas encore arrivés à ce point d'intelligence pratique où un bienfait de cette valeur soit accepté sans discussion. Si, dans une population affinée comme celle de la Gironde, la pratique des vaccinations ne trouve point de contradicteurs, (ce qui se traduit par *un* décès de variole pour Bordeaux, ville de 253.000 âmes, et par trois autres décès pour tout le département), par contre, l'esprit de certaines provinces reste encore réfractaire aux inoculations vaccinales. C'est ainsi que le Finistère est encore nettement hostile : les paysans, dans beaucoup de villages, refusent absolument de laisser vacciner leurs enfants, et à plus forte raison, de se faire revacciner. Conséquence : la ville de Brest et ses environs sont encore infectés de variole. A Saint-Pierre-Quilbignon, faubourg de Brest, pendant près de trois mois, il y a eu 15 à 20 cas par jour : dans la petite ville de Plougastel 200 cas, à Plounéour-Trez 150 cas. (Dr Cerf-Mayer, médecin des épidémies de l'arrondissement de Brest). C'est donc un foyer très important qui doit attirer l'attention des pouvoirs publics.

Le Morbihan n'est guère moins contaminé que le Finistère, bien que la vaccine y soit mieux acceptée ; mais les revaccinations y sont insuffisantes, pour ne pas dire nulles. On y relève 128 cas, dont 6 mortels. Les Côtes-du-Nord et l'Ille-et-Vilaine, par contre, présentent un très petit nombre de varioleux.

A l'autre extrémité de la France, le grand foyer de variole dont Marseille était le centre paraît presque éteint à son point d'origine : mais des expansions secondaires persistent. Toulon a encore payé son tribut (6 cas, dont 4 mortels). Une variole d'importation marseillaise a créé à Bonifacio une petite épidémie qui s'est étendue à 20 personnes (Dʳ de Casabianca). Lyon, qui avait été infecté par la même voie, a contaminé à son tour les départements limitrophes : c'est ainsi que dans l'Ain un petit foyer de variole s'est déclaré au village de Léaz (Dʳ Ballivet) et c'est probablement à la même origine que se rattache l'épidémie d'Oyonnax sur laquelle je reviendrai tout à l'heure et qui a été magistralement décrite par le Dʳ Fiessinger. Peut-être faut-il rapporter à la même source les cas de variole, relativement nombreux qui se sont montrés dans l'Ardèche (53 cas, 2 décès).

A Montauban, une assez sérieuse épidémie a éclaté, à la suite de la maladie d'un Espagnol non vacciné qui contamina tout un quartier de la ville, 60 personnes payèrent leur tribut à la maladie, avec 3 décès : de là la variole gagna Caussade où elle atteignit 23 personnes. Dans ces deux villes, il est à remarquer que les femmes non revaccinées payèrent seules leur tribut à l'épidémie, tandis que les hommes, revaccinés pendant leur service militaire, furent épargnés (Dʳ Lacan).

Je reviens sur l'épidémie d'Oyonnax, si bien décrite par le Dʳ Fiessinger, parce qu'elle met en relief les obstacles multiples que rencontre le médecin dans l'accomplissement de ses devoirs, et les entraves administratives apportées à l'hospitalisation des varioleux.

Cette épidémie, très sérieuse, puisque sur 22 observations relatées dans le mémoire il y eut 9 décès, fut apportée par un sujet atteint de varioloïde légère, laquelle passa inaperçue. Le second cas fut au contraire fort grave et le malheureux malade, en pleine suppuration, fut balloté de ville en ville, voyant partout les portes des hôpitaux se fermer devant lui parce que ses papiers n'étaient pas en règle et qu'il n'y avait aucune salle d'isolement prête pour le recevoir. Après deux jours de pérégrinations, il échoua à l'hôpital de Bourg pour y mourir « victime, dit M. Fiessinger, des beautés de l'administration. »

Un mois après, une nouvelle recrudescence de l'épidémie survint, alors que tout danger semblait disparu. Cette fois encore, ce fut par une varioloïde des plus bénignes que se propagea le mal, et il faut convenir qu'il est bien difficile d'empêcher ce genre de propagation, car ces cas passent inaperçus, à cause de leur bénignité même, et le

3

médecin n'en a pas connaissance. L'épidémie cessa quand tous les habitants de la ville eurent été revaccinés, mais ils ne se décidèrent à cette mesure que lorsqu'il y avait eu déjà des décès multiples.

La conclusion pratique qui se dégage de ce fait est la nécessité de faire la déclaration des premiers cas qui se présentent, afin de circonscrire d'emblée le mal, et aussi de ne jamais perdre de vue l'utilité des vaccinations et des revaccinations générales, même quand la santé publique paraît bonne, et spécialement dans les ports de mer, où viennent débarquer une foule de gens venant de pays où la vaccine est à peu près inconnue. Cette remarque s'applique surtout au port de Marseille qui est en rapports journaliers avec l'Algérie et l'Orient, pays traditionnels de la variole.

SCARLATINE

La scarlatine figure dans les statistiques de la plupart des départements, mais nulle part à titre d'épidémie grave ayant présenté une extension ou une durée notable. Ce sont presque toujours des cas, soit sporadiques, soit circonscrits à une ou plusieurs familles, sans affecter les allures envahissantes de la rougeole, ni la propagation contagieuse de la variole.

La plupart de ces petites épidémies se sont montrées remarquablement bénignes. Ainsi, à Grenoble, 101 cas de scarlatine ne fournissent qu'un décès ; la ville de Bordeaux, dans toute l'année, n'a que 5 cas mortels. Mêmes remarques pour les départements de l'Eure, de l'Indre, du Calvados, de la Somme, où d'après le Dr Lenoël toutes les fièvres éruptives sont en décroissance progressive manifeste depuis 1894, comme le témoigne le tableau suivant (décès produits par variole, scarlatine, rougeole, fièvre typhoïde et diphtérie).

En 1894   343
En 1895   260
En 1896   226
En 1897   176

La scarlatine qui nous occupe, entre dans ce total pour un chiffre minime.

Il y a encore cependant des pays où l'affection est sinon plus fréquente, du moins plus meurtrière : ainsi, nous relevons dans le Morbihan 216 cas avec 39 morts : chose remarquable, la presque totalité des malades, 204, appartiennent à la seule ville de Lorient, sans que rien explique cette fâcheuse prédilection de la maladie pour cette localité. Par contre, il convient de noter l'immunité des départements du Nord, du Pas-de-Calais et de la Somme, dont le climat se rapproche tant de celui de l'Angleterre, alors que ce dernier pays est, comme on le sait, la terre classique de la scarlatine.

Plusieurs monographies sur des épidémies circonscrites de scarlatine confirment ce que l'on sait sur la marche et l'évolution de cette maladie et fournissent d'intéressants documents à consulter.

Le Dr Bernard, médecin-major en retraite, nous envoie la relation très détaillée d'une épidémie qui a régné plusieurs mois dans la petite ville de Haybes-sur-Meuse, près Givet ; il a pu suivre la filiation de la plupart des cas et nous montre la contagion par contact direct prépondérante.

A Saint-Omer, le Dr Mantel nous fait connaître 3 petites épidémies de village éclatant successivement en janvier, en octobre et en décembre. L'analyse des 33 cas lui a fait retrouver la filiation de ces trois épisodes, qui ne sont autres que la même épidémie propagée lentement par l'intermédiaire d'autres communes n'ayant pas envoyé de déclaration, ou d'individus atteints d'angines frustes, sans érythème scarlatiniforme. Il semble probable même que la maladie actuelle ne soit autre chose que la reviviscence d'anciens germes scarlatineux demeurés dans l'un de ces villages, Thérouanne, qui avait été infecté il y a quelques années.

L'agent de la dissémination de la maladie dans l'épidémie actuelle paraît avoir été un facteur rural dont les deux enfants étaient malades, et qui couchait dans leur chambre.

Dans l'épidémie de Villiers (Haute-Marne), dont le Dr Mathieu nous a raconté l'histoire, c'est le corps d'un enfant mort dans une commune voisine et inhumé à Villiers qui semble avoir été l'origine de la maladie. Deux enfants (Philippe) ont été les premiers atteints ; puis toute leur famille, composée de 8 personnes, a présenté des scarlatines compliquées d'angines pseudo-membraneuses reconnues exemptes de bacilles diphtériques à l'analyse.

Le plus souvent, il faut bien le dire, la porte d'entrée de la maladie est malaisée à découvrir, et la contagion n'apparaît pas d'une façon évidente. C'est ce qui ressort des travaux fort importants des médecins militaires, mieux placés que les civils pour étudier la propagation de la scarlatine dans les régiments (Dr Comte à Paris, Dr Trouillet à Dijon et Dr de Saint-Martin à Rambervillers). Ce dernier auteur a eu l'occasion de comparer, de 1888 à 1896, 5 épidémies de scarlatine successives dans la même localité. Il a pu constater que la maladie frappe inégalement les soldats dans des chambrées différentes, sans qu'il y ait une influence de contact manifeste. Chose curieuse, elle atteint de préférence, non pas les jeunes recrues incomplètement acclimatées, mais les vieux soldats, comme si, en habitant plus longtemps un milieu infecté, ceux-ci devenaient plus aptes à contracter le germe de l'infection. Elle se localise d'ordinaire dans certaines chambres, à certains lits, même longtemps après que la désinfection a été pratiquée.

Souvent, après une accalmie de plusieurs semaines, ou même de plusieurs mois, on voit réapparaître de nouveaux cas d'éruption scarlatineuse, en apparence spontanés. La genèse de ces cas est malaisée à expliquer. Fréquemment, il s'agit d'angines banales et sans caractères définis qui servent de véhicule au contage ; ce sont de vraies angines scarlatineuses sans scarlatine. La coexistence de ces angines frustes avec les épidémies d'exanthème est maintenant un fait bien connu ; mais cette explication n'est pas toujours plausible et il est plus probable que si la maladie réapparaît, c'est que le germe n'en était pas détruit dans des locaux jadis contaminés. Ainsi peuvent s'interpréter ces épidémies à évolution lente qui durent quatre, six, sept mois et s'éternisent même des années, résistant à des désinfections successives.

On voit, par ce qui précéde, combien la scarlatine diffère des autres fièvres éruptives, et notamment de la rougeole. Son pouvoir de diffusion est limité et on la voit très rarement envahir toute une population scolaire, comme le fait la rougeole. Par contre, celle-ci terminée, l'épidémie peut être considérée comme close : avec la scarlatine jamais. L'agent contagieux, quel qu'il soit, persiste pendant toute la durée de la maladie et survit à la convalescence ; il adhère aux vêtements, à la literie, aux murs des chambres, tout prêt à revivre et à rallumer l'épidémie, s'il rencontre des circonstances favorables. De là l'apparence de spontanéité qu'affecte si souvent la scarlatine, et la difficulté de trouver la cause originelle de nombreuses épidémies. Cela est si fréquent, que certains médecins, le Dr Fiessinger notamment, acceptent l'idée de la genèse autochtone de la maladie par un microbe banal, le streptocoque, qui se retrouve toujours dans l'angine et dans la néphrite scarlatineuse (Dr Lemoine). Dans cet ordre d'idées, tout est encore à l'état d'hypothèse. Nous croyons, quant à nous, à la réalité de la scarlatine comme entité pathologique, et si le streptocoque joue un rôle dans ses manifestations et surtout dans ses complications, c'est à titre de microbe associé, venant ajouter ses toxines au poison scarlatineux primitif. Vouloir faire de la scarlatine une simple streptococcie. c'est méconnaître la confluence de son type clinique, qui prouve bien la spécificité de son origine. Les associations microbiennes rendent compte de l'inégale gravité des cas, mais ne nous fournissent pas l'explication de la nature intime de la scarlatine. Elles sont à retenir, au point de vue de la nécessité de l'isolement qui s'impose pour les scarlatineux et qui réussit très souvent à entraver l'expansion de l'épidémie.

FIÈVRE TYPHOÏDE

La fièvre typhoïde est de toutes les maladies épidémiques, celle qui éveille le plus la sollicitude et les recherches des médecins, et sur laquelle les documents sont à la fois abondants et précis. Nous sommes encore loin du temps où cette affection disparaîtra du cadre des endémies habituelles de la France, et pourtant c'est là un résultat qu'il est permis d'envisager sans utopie, quand les progrès de l'hygiène, le soin de capter soigneusement les eaux potables et d'empêcher leur pollution, seront désormais la règle dans les plus petits villages. Ce qui se passe dans les grandes villes en est la preuve. Aujourd'hui, c'est Paris qui fournit le moins de typhiques proportionnellement à sa population, et s'il n'y avait la banlieue qui boit encore des eaux impures, on pourrait presque dire que la maladie a disparu de la capitale tant elle est devenue rare dans les hôpitaux. On peut dire qu'actuellement ce sont les épidémies de village qui sont les plus communes et les plus meurtrières, tandis que partout les villes tendent à s'affranchir du lourd tribut qu'elles payaient autrefois à l'épidémie.

Quelques chiffres montrent de la façon la plus évidente, les progrès accomplis.

En 1893, le Morbihan, un des départements de France le plus décimés par la fièvre typhoïde, comptait 3.540 typhiques : Lorient, entrait dans cet état pour près de 9 dixièmes. L'an dernier la somme générale des malades du département s'est élevée à 707 soit, une proportion de 4 cinquièmes en moins.

La ville d'Alais, à la même époque était un foyer endémique actif qui donnait 112 malades ; ce chiffre, en 1897 est tombé à 62, presque la moitié.

Toulon était visité tous les ans par la maladie : cette année la ville n'a fourni que 14 cas, depuis l'adduction des eaux du mont Faron.

Nantes comptait en 1893, 351 typhiques : la statistique de 1897 n'en compte plus que 168. Perpignan, qui à la même date avait eu 159 cas, n'en compte en cette année que 21.

Je choisis à dessein les régions considérées comme les moins salubres de France. L'écart est le même, et encore plus grand, dans les villes du nord et de l'est où la propreté est plus générale et l'hygiène meilleure.

Malgré ces consolants résultats, qui sont signalés de tous les points de la France, il s'en faut de beaucoup que la maladie ait disparu de notre sol. La fièvre typhoïde fait encore par an plusieurs milliers de victimes parmi la population jeune : elle constitue donc un fléau d'une incontestable gravité. Certains départements, où l'incurie des habitants est invétérée, paient un contingent annuel encore très lourd aux épidémies. La Bretagne, l'Ardèche, la Lozère, les

Pyrénées-Orientales font tache dans la statistique générale et fournissent des centaines de cas. Mende en a pour sa part, 120, presque autant que Lyon ; Nantes en compte 168, alors que Bordeaux, qui lui est supérieur comme densité de population, n'a que 49 décès. Certaines épidémies locales élèvent encore cette proportion ; à Sixt, près Redon, sur 2.400 habitants 54 contractent la maladie et 7 meurent ; au Vivier dans les Pyrénées-Orientales, sur 280 habitants, 13 tombent malades et 6 succombent : à La Rouvière (Lozère), 200 habitants fournissent le chiffre colossal de 80 cas avec 10 décès.

L'histoire de ces épidémies de village est d'un haut intérêt, car dans les petites localités, où tout le monde se connaît, il est bien plus facile de remonter à la source du mal et d'en découvrir les causes que dans les grandes villes. Aussi beaucoup de relations qui nous sont envoyées par les médecins de campagne ont la précision et la netteté d'une expérience de laboratoire.

La très grande majorité des épidémies de fièvre typhoïde reconnaissent pour origine la contamination des eaux potables : c'est là une vérité dont la démonstration n'est plus à faire et qui est tous les ans confirmée par de nouvelles preuves.

Cette année, les documents de ce genre abondent. Tantôt, ce sont des puits contaminés, soit par les infiltrations de fosses d'aisances voisines, soit par l'apport d'eaux ménagères, de fumiers, de purins, de matières organiques charriées après un orage. Au Portel, près Boulogne-sur-Mer, 5 maisons alimentées par un puits ainsi adultéré, fournissent 16 cas graves. A Bourg-Sainte-Marie (Haute-Marne), une épidémie se déclare, chez toutes les personnes qui prennent de l'eau dans un puits situé au bas du village, à 25 centimètres du sol et pollué par tous les résidus de la rue (D Mougeot), à Saint-Dizier (même département), 45 cas se produisent dans des conditions analogues : à chaque crue d'eau, les puits sont envahis par des détritus organiques et chaque fois il y a recrudescence de la maladie (D Mathieu) ; même étiologie par l'épidémie de Vieux-Charmont (Doubs), de Bletterans (Jura), de Lézardrieux (Côtes-du-Nord), de Douarnenez (Finistère) (D Mével), de Nailhac et de Ressignac (Dordogne), de Saint-Chely-du-Tarn (Lozère), d'Autras (Ariège). A la Rouvière (Lozère), une seule fontaine alimente le hameau, peuplé de 200 habitants, elle est souillée par le purin des fumiers accumulés au-devant des maisons et qui reçoivent les ordures ménagères et les déjections des malades. En quelques jours 80 personnes, presque la moitié de la population sont atteintes et 10 succombent.

Quelques mémoires détaillés, sur des épidémies de ce genre, d'origine hydrique, sont de véritables modèles d'investigation scientifique M. le Dr Magnant, de Gondrecourt, nous a décrit magistralement celle du village de Cherminy qui sur 330 habitants compte 32 typhiques. Le premier cas éclate dans une maison où cinq ans auparavant il avait eu à soigner une fièvre typhoïde grave. S'agissait-il là d'une reviviscence du germe typhique comme cela a été signalé dans nombre d'épidémies, notamment à Baccarat par le Dr Alison, la chose est possible. Il paraît plus probable d'incriminer l'eau dont se servaient les habitants de cette maison, et qui, analysée au laboratoire de la faculté de Nancy, fut reconnue polluée par de nombreux saprophytes et des colibacilles. Ce qui est certain, c'est qu'en quelques jours, un grand nombre de cas se déclarèrent parmi tous ceux des habitants qui avaient bu de cette eau. L'auteur dans une carte très bien faite, nous montre l'envahissement de la maladie, non pas de maison en maison, mais simultanément dans plusieurs quartiers de la ville. La cause de la contamination du puits était ici l'incurie des habitants, qui laissaient s'accumuler des fumiers dans la rue du village, au devant des maisons. Les détritus organiques, lavés par les pluies de l'été, avaient pénétré dans la source et l'avaient infectée.

Les mêmes remarques peuvent s'appliquer à l'épidémie d'Autras dans l'Ariège, dont M. Soueix nous a relaté l'histoire.

Elle est absolument comparable à celle de Cherminy. Une fontaine, placée au centre du village, est envahie, à la suite des pluies excessives du mois d'août, par les purins des fumiers accumulés le long de la rue. Immédiatement en quelques jours se déclarent de nombreux cas de dothiénentérie sur divers points du hameau et dans des maisons souvent très éloignées les unes des autres : mais chez toutes, la filiation est la même : les malades ont tous bu de l'eau malsaine. A partir de ce moment, une série de cas successifs éclatent pendant plusieurs mois consécutifs, jusqu'au jour où l'usage de l'eau bouillie comme boisson, et surtout la suppression de la source infectée arrêtent l'épidémie. Celle-ci sur 3o8 habitants, avait atteint 81 personnes et déterminé 7 décès.

Pareille évolution a caractérisé l'épidémie de Montigny-le-roi (Haute-Marne), rapportée par le Dʳ Deschamps. Les premiers cas éclatèrent dans une maison qui s'alimentait de l'eau d'un puits jusque-là considérée comme excellente. La dissémination de cas analogues chez des sujets buvant de la même eau, conduisit le Dʳ Deschamps à la conviction qu'elle était souillée. Effectivement on trouva qu'elle avait subi les infiltrations d'un canal d'égout non étanche où l'on jetait les résidus des latrines; 20 cas dont 5 décès, furent la conséquence de cette contamination. Le même accident s'est présenté à Carros, dans les Alpes-Maritimes. Une épidémie typhique éclate huit jours après le passage de troupes en manœuvre. On constate que les soldats ont souillé de leurs déjections deux chemins vicinaux contigus à la conduite d'eau potable qui alimentait le village et qui, détériorée sur quelques points, n'était plus étanche. Résultat 68 cas, 8 morts.

Le mémoire le plus important qui ait trait à cette question est celui du Dʳ Balestre sur les épidémies de Nice. Pendant l'année 1897, la fièvre typhoïde qui depuis cinq ans était en décroissance régulière dans cette ville, avait subi une recrudescence inquiétante : de 95 cas en 1896, elle était brusquement remontée à 235 ; la mortalité avait suivi une progression parallèle de 33 décès à 74. M. Balestre a recherché avec beaucoup de patience et de sagacité, la cause de cette aggravation, et voici les résultats de ses investigations.

Il existe, dans les vieux quartiers de Nice, des foyers permanents de fièvre typhoïde, et certaines maisons sont pour ainsi dire perpétuellement contaminées. C'est ainsi qu'une sorte de cité ouvrière habitée par des Italiens. la maison Badino, a fourni à elle seule, de 1885 à 1897, 45 décès de dothiénentérie.

Les causes de cette endémie typhique sont multiples : l'infection des chambres, leur mauvaise aération, l'encombrement et la saleté des habitants, l'insuffisance des lieux d'aisances, jouent un rôle important, moins capital pourtant que l'accumulation de détritus

4

et d'ordures dans les cours étroites, où sont forés les puits qui alimentent la cité ouvrière. Ce sont les infiltrations directes de ces sanies dans l'eau des puits qui créent l'endémie. Le seul moyen de la faire disparaître serait la suppression des puits, et probablement aussi de l'immeuble contaminé.

Mais, à côté de ces cas de fièvre typhoïde pour ainsi dire endémiques, l'année 1897 a vu éclore une série de manifestations typhiques dans des quartiers sains, bien aérés et qui jusqu'ici avaient échappé à toute infection. Cette extension de la maladie tient à une cause plus générale. La sécheresse anormale de l'année 1897 à Nice (o m. 57 d'eau au pluviomètre au lieu de la moyenne o m. 80) avait tari toutes les sources, et pour faire face aux besoins de la consommation, la municipalité avait dû mélanger aux eaux captées dans la montagne et très pures, des dérivations de deux torrents, la Sagne et la Vésubie, qui présentent de nombreuses causes de pollution sur leur parcours. Sur le plan annexé à son mémoire, M. Balestre montre de la façon la plus évidente la répartition de cette épidémie accidentelle, qui est venue s'ajouter aux conditions endémiques habituelles de la vieille ville. Ce mémoire devra être le point de départ de toutes les modifications qui s'imposent dans la réfection des égouts de cette ville.

Il ne suffit pas en effet, pour faire disparaître la fièvre typhoïde d'une ville, d'y amener de l'eau potable, il faut encore assainir les puits qui y sont creusés et qui ont de grandes chances d'être infectés par les infiltrations souterraines des latrines. Ces infiltrations sont favorisées par deux circonstances en apparence très différentes ; à la suite de sécheresses persistantes qui font baisser la nappe d'eau souterraine; ou au contraire à la suite de pluies d'orages qui déversent en un temps très court de grandes quantités d'eau dans les égouts et les font déborder. Le danger de ces puits, toujours nombreux dans les grandes villes a été bien mis en relief par le Dr Renard, médecin des épidémies de Lille, et par M. Famechon, médecin major à Angoulême. Ce distingué confrère, dans un mémoire très documenté démontre que malgré l'adduction des eaux de la Tourve à Angoulême, la fièvre typhoïde sévit encore d'une façon presque endémique, avec une atténuation sensible, il est vrai, de la morbidité. La garnison, composée de 4.000 hommes, a eu en 1898 32 cas et 6 décès. De l'enquête approfondie à laquelle il s'est livré résulte que l'origine de ces cas sporadiques doit être recherchée, non pas dans l'eau de la Tourve qui alimente les casernes, mais dans l'eau des puits où se fournissent certains cabarets fréquentés par la troupe. Il a suffi de consigner ces cabarets pour faire disparaître l'épidémie.

De tous ces documents, qu'il serait facile de multiplier, ressort ce fait, que l'adultération des eaux potables est la grande cause des épidémies typhiques. Il y a donc un intérêt majeur à pouvoir vérifier facilement la pollution de ces eaux, et à découvrir le bacille typhique dans une eau suspecte. Or, ce qui frappe quand on relève les analyses de laboratoire, c'est la rareté des cas dans lesquels on a pu isoler le bacille d'Eberth, opposée à la très grande fréquence du colibacille. C'est là, on se le rappelle, un des arguments sur lesquels s'appuyait l'école de Lyon pour affirmer l'identité des deux microbes, et l'origine colibacillaire de la dothiénentérie.

Nous croyons que cette conclusion est erronée ; si l'analyse bactériologique montre seulement le colibacille, cela ne veut pas dire que l'autre manque, ni surtout qu'il ne soit pas l'origine de l'épidémie : c'est d'ailleurs déjà une présomption certaine que l'eau a été souillée par des matières fécales, ce qui pratiquement suffit pour expliquer la genèse d'une épidémie.

M. Rouget, médecin major attaché au laboratoire de bactériologie du dey d'Alger, a repris cette étude, convaincu que si l'on ne rencontre pas plus souvent le bacille d'Eberth dans les eaux suspectes, cela tient à un défaut de technique, et il donne un procédé pratique pour faire le diagnostic différentiel des deux micro-organismes. Utilisant les réactions de Wurtz, de Widal et de Vincent, il emploie la méthode suivante. Les cultures sur gélatine phéniquée sont ensemencées par lui en second passage, tardivement, quand la culture s'est abondamment développée, pour permettre au bacille d'Eberth dont la multiplication est plus lente, de se manifester. Ces cultures sont faites sur gélatine lactosée et colorée en bleu par la teinture de tournesol, d'après le procédé de Wurtz. Les colonies eberthiennes restent bleues, tandis que le colibacille, qui fait fermenter la lactose, colore la gélatine en rouge groseille. C'est donc là un moyen pratique qui, s'il se vérifie. peut rendre de grands services dans la recherche du bacille pathogène.

L'eau n'est pas le seul véhicule du contage typhique ; dans un certain nombre d'épidémies, les poussières et l'infection directe du sol paraissent avoir été l'origine immédiate des épidémies. Le fait avait été signalé par le Dr Henrot. à Reims ; il a été vérifié de nouveau par le Dr Blanchard, médecin au 16e dragons. Les manœuvres de cet escadron ont lieu sur un champ fumé tous les ans par de l'engrais humain, et les chevaux soulèvent une poussière fécale qui devient annuellement l'origine d'une épidémie de dothiénentérie et de dysenterie. A côté de cela, l'infanterie qui habite des casernements contigus et qui boit la même eau, reste indemne.

Un fait analogue est relaté à Mayenne par le Dr Fauvel. Une épidémie militaire se développe dans une caserne, à la suite de l'absorption de poussières provenant d'un dépôt de poudrette placé au voisinage des bâtiments.

C'est surtout dans les pays chauds et secs que cette cause pathogène semble acquérir de l'importance. L'épidémie de Tunis que rapportent les Drs Sanglé-Ferrière et Remlinger en est un exemple bien probant.

Une série de cas de fièvre typhoïde se déclarent, en quelques jours dans un quartier de cavalerie à Tunis, sans que la population civile présente un seul malade. Bien plus : dans le quartier de cavalerie la compagnie hors rang, qui ne prend pas part aux manœuvres, est seule épargnée. Une première fois, le développement de l'épidémie est conjuré par l'évacuation du quartier ; mais elle reparaît brusquement deux mois après, limitée à un seul escadron qui vient de faire des manœuvres.

L'enquête faite au sujet de cette épidémie montra que l'eau de la caserne était parfaitement pure, ainsi que celle des cabarets voisins. Mais à 3oo mètres de la caserne, et contiguë aux terrains de manœuvres, se trouvait une vigne de douze hectares qui avait subi l'épandage de matières fécales au printemps précédent. Depuis, la sécheresse avait régné d'une façon continue. On pensa que le vent avait dû transporter de la poussière fécale non seulement sur le terrain de manœuvres, mais directement dans les chambrées de la caserne, et en effet, les poussières recueillies sur le champ de manœuvres et dans la chambrée décelèrent non pas le bacille d'Eberth, mais le colibacille. Nous avons vu que cette constatation suffit pour faire affirmer l'origine fécale de l'épidémie,

On comprend dès lors que l'imprégnation du sol par des détritus organiques le rende, à la longue, éminement propre à développer des germes d'épidémie, même quand toutes les conditions d'aération et de pureté des eaux se trouvent par ailleurs réunies. L'histoire de l'endémie typhoïde d'Oran et surtout celle de la garnison de Daya, le démontrent péremptoirement.

A Oran, la maladie se montre constamment avec les mêmes allures : elle débute au printemps, subit une première poussée d'avril à juin, et une seconde recrudescence en septembre et en octobre. Le Dr Cassedébat, qui a bien analysé les causes permanentes de cette endémie, assigne comme facteur principal l'infection du sol et du sous-sol par les matières fécales, qui répandent une odeur infecte surtout dans les mois de sécheresse ; le transport de ces poussières organiques par les vents est pour lui le mode d'introduction du contage.

A Daya, la démonstration est encore plus nette. La garnison est campée à 1.300 mètres d'altitude, sur un haut plateau boisé, largement ventilé, les eaux y sont bonnes et toutes les conditions de salubrité s'y trouvent réunies. Pendant les premières années, de 1891 à 1893, la santé des troupes a été parfaite, puis, progressivement, la fièvre typhoïde s'y est développée d'abord sporadiquement ; maintenant elle y est installée d'une manière constante, au point d'atteindre 18 p. 100 de l'effectif. L'imprégnation du sol par les déjections de la troupe semble en être la cause exclusive, car les eaux n'ont pas été polluées, et la maladie se maintient même en faisant boire l'eau préalablement bouillie. Il est à remarquer d'ailleurs, au point de vue clinique, que cette endémie se caractérise par la fréquence insolite de la congestion pulmonaire et du pneumotyphus, ce qui montre bien que l'agent contagieux pénètre par les voies respiratoires dans une notable proportion.

Que le germe typhique se soit introduit dans l'organisme par l'eau souillée, ou par l'air véhiculant des poussières fécales, on comprend qu'une épidémie se déclare. Mais comment se propage-t-elle? La contagion directe intervient-t-elle dans sa dissémination? C'est là une question qui est encore controversée.

Or, nombre de documents, émanés de tous les points de la France, semblent donner à cette question une réponse positive.

Une épidémie d'origine hydrique, éclate dans un village. En moins d'une semaine se déclarent 10, 15, 20 cas presque simultanés : on appelle le médecin inspecteur, une enquête est faite, la source suspecte ou le puits contaminé sont consignés, et l'épidémie s'arrête dans son foyer d'origine. Mais alors, on assiste, d'une façon presque constante, à l'éclosion d'une série de petits foyers secondaires, soit dans le village primitivement envahi, soit dans les communes voisines : et pour peu que l'on poursuive l'enquête sur ces nouveaux cas, on constate que la transmission du mal s'est faite par les parents des malades, les domestiques qui les ont soignés, et qui, malades à leur tour, se sont fait transporter dans leur famille où ils ont implanté la maladie. Comment dans ces faits, ne pas voir des exemples de contagion directe?

Quelques observations typiques justifieront ce mode de propagation.

A Saint-Omer, une femme enceinte prend la fièvre typhoïde : elle est soignée par son mari et par une sage-femme, qui tous deux sont atteints deux semaines plus tard. La sage-femme meurt de perforation intestinale au vingt et unième jour. Le père de cette dernière est pris à son tour, ainsi que la domestique qui la soignait. Une sœur de l'accouchée, venue pour l'assister, contracte la fièvre typhoïde le même jour que la sage-femme et guérit (Dr Mantel).

Un enfant, contracte la fièvre typhoïde à Mayenne : il est transporté dans sa famille, à la Ménardière, petit village exempt de tout cas suspect. Il contamine son père, sa mère, ses trois sœurs, et quatre personnes venues pour les soigner (Dr Fauvel).

Une femme est amenée à l'hôpital de Condrieu (Rhône) avec

une dothiénentérie : 5 cas intérieurs en sont la conséquence : 3 religieuses, une infirmière et une malade qui lui avaient donné des soins sont atteintes (Dr Bard).

A Lisieux, un individu meurt de la fièvre typhoïde dans un hôtel : quatre personnes qui l'avaient soigné prennent la maladie (Dr de la Croix). Même fait à Quimperlé, rapporté par le D^r Le Moaligou.

Ces exemples de contagion directe ne sont pas contestables, et ne sont pas contestés. Mais on peut se demander comment en pareil cas s'exerce la contagion ; si c'est par voie respiratoire ou par infection des vêtements et des mains, par les souillures et les déjections du typhique. Nul doute que ce dernier mode ne soit de beaucoup le plus commun, surtout à la campagne où les habitudes de propreté laissent tant à désirer. Les poussières fécales émanées du linge et des draps des malades constituent un agent direct de contamination (Dr Vergely) qui n'est pas négligeable : aussi voit-on les gardes-malades, les infirmières, les religieuses, payer leur tribut à la contagion bien plus lourdement que les voisins de lit des malades à l'hôpital. Pourtant l'infection par les voies respiratoires et l'air vicié est peut être plus commune qu'on ne le pense. Le Dr Antoniu de Bucarest, ancien stagiaire à l'école du Val-de-Grâce, signale dans un intéressant mémoire une épidémie survenue dans l'école des officiers, qui paraît s'être faite de lit à lit, dans les dortoirs, sans intervention d'eau suspecte. Le point de départ fut un élève atteint d'une dothiénentérie à forme d'emblée grave ; or, tous les camarades de la même rangée que lui, et ceux de la rangée opposée située en face de son lit, tombèrent successivement malades : l'encombrement facilita la diffusion de l'épidémie, mais l'air vicié parut être le véhicule du contage, car la maladie affecta spécialement les allures du pneumotyphus.

Il semble donc probable que la fièvre typhoïde est plus contagieuse et plus facilement transmissible qu'on ne l'enseigne communément, et ceci explique peut-être comment dans chaque département, on signale tous les ans un certain nombre de cas sporadiques dont l'origine reste douteuse. Nous ignorons assurément encore beaucoup de points de l'histoire du bacille d'Eberth ; nous savons pourtant qu'il se conserve dans le sol fort longtemps, souvent sans grande virulence, mais que dans certaines circonstances mal déterminées, il est susceptible de redevenir virulent. Nous pouvons donc supposer que quelques cas isolés tiennent à la reviviscence de contages anciens, d'origine tellurique. D'autre part il ne faut pas oublier que la réceptivité des sujets pour le contage est très variable (1), et que toutes les causes de dépression physiques et morales facilitent l'éclosion de la maladie. Les soldats en manœuvre, ceux qui fatiguent davantage, sont toujours atteints de préférence : le Dr Bergasse a bien montré cette influence du surmenage dans une petite épidémie qu'il a observée à Valence. Autant de conditions qu'il est souvent difficile d'apprécier et qui expliquent certaines éclosions typhiques imprévues, éclatant isolément sans cause déterminante apparente.

Il est donc prématuré de supposer qu'on pourra définitivement éteindre la fièvre typhoïde ; mais on peut beaucoup pour en diminuer l'extension. Les villes sont déjà entrées dans la voie du progrès : les campagnes, plus réfractaires, seront probablement longtemps encore contaminées : mais il est permis d'espérer que mieux instruites de la nécessité de la propreté et des dangers de la pollution de leurs eaux, elles se défendront un jour efficacement contre l'infection typhoïde.

TYPHUS

Il existe encore deux foyers endémiques de typhus, qui bien que très peu actifs et presque éteints, ne doivent pas moins être surveillés avec grand soin, car d'un jour à l'autre ils pourraient se réveiller. De ces foyers, l'un est en France, à la pointe du Finistère, l'autre en Algérie, particulièrement dans le massif montagneux de la Kabylie.

---

(1) M. Vincent a démontré, dans un très intéressant mémoire, le peu d'aptitude de la race arabe à contracter la fiève typhoïde. La proportion par rapport aux européens serait de 1 p. 70.

Le typhus du Finistère n'a sévi avec quelque intensité que dans le district de l'hôpital de Canfranc et particulièrement dans les communes de Logonna et de Kerdréant. Logonna est un centre d'exploitation de carrières de granit qui occupent environ 5oo ouvriers, vivant avec leurs familles dans des conditions défectueuses d'encombrement, mal nourris, et d'une propreté plus que rudimentaire. Dans ce milieu prédestiné, 16 cas de typhus se sont développés, dont 7 mortels. Il est à remarquer que les ouvriers, vivant en plein air, ont été épargnés, tandis que leurs familles, sédentaires et enfermées dans des locaux malsains, ont été frappées. L'origine de cette petite épidémie est restée obscure : il est probable qu'elle n'a été qu'une reviviscence d'anciens germes restés virulents car le village de Logonna avait été gravement touché en 1893 (Dr Cerf-Mayer, médecin des épidémies de Brest).

C'est aussi à un réveil d'un ancien foyer typhique que paraît due l'éclosion de quelques cas de typhus dans l'arrondissement de Quimper. Un individu a été atteint près d'Audierne dans une maison où dix ans auparavant le médecin avait soigné du typhus la mère du malade. On peut se demander si le germe pathogène n'avait pu rester latent, dans des effets de literie ou sur le sol de la chambre, qui, suivant la coutume bretonne, n'était que de la terre battue. A signaler également, comme se rattachant au même foyer, 3 cas dans l'arrondissement de Pont-Croix et un à Pont-l'Abbé, sans que la filiation de ces 3 faits ait été évidente (Dr Colin de Quimper).

Dans le nord de la France, à Abbeville, un cas ressemblant à du typhus a été signalé. Le garde champêtre de Moyenneville fut atteint d'une maladie aiguë, d'emblée fort grave, caractérisée par de la céphalée, de l'injection des conjonctives, du délire, un état typhoïde sans diarrhée, une éruption purpurique et pétéchiale. La défervescence survint brusquement au douzième jour. Malgré les doutes exprimés par M. Léger, médecin des épidémies d'Abbeville, sur la légitimité de ce cas, il ne laisse pas d'être suspect si l'on se rappelle qu'Abbeville en 1893 a été le foyer le plus actif de cette maladie, dont on a pu relever 59 atteintes. Bien que la cause immédiate de l'éclosion de ce cas unique n'ait pu être établie, il est probable que c'était bien un typhus sporadique, reliquat de germes infectieux demeurés latents dans quelque refuge où avaient jadis couché des typhiques.

Le typhus de Kabylie offre une extension et une gravité beaucoup plus sérieuses.

En six ans, le Dr Bossion, médecin de colonisation à la Medjana, province de Constantine, a eu l'occasion d'étudier et de combattre 5 épidémies de typhus. Il a constaté dans le sang des malades, une leucocytose à peu près constante et a pu isoler un diplocoque assez analogue à celui décrit par Dubief et Brühl en 1893.

Dans l'épidémie de 1897, dont le centre occupait Sétif et les environs, les caractères de la maladie étaient la céphalée constante, accompagnée de surdité et d'injection conjonctivale ; la température n'était pas toujours élevée, et l'exanthème pétéchial a fait souvent défaut ; la constipation était la règle ainsi que l'albuminurie. Grâce aux mesures énergiques d'isolement et de désinfection prises par notre confrère, le foyer typhique put être circonscrit avant d'avoir fait un grand nombre de victimes, et les deux districts populeux de Colbert et de Tocqueville ont été épargnés.

Le Dr Cros, aide-major, nous a envoyé la relation d'une épidémie survenue à Aïn-Mahdi (cercle de Laghouat) et frappant, dans une série d'éclosions successives 189 indigènes avec 28 morts. Le mal semble avoir été apporté par un nomade qui tomba malade et qui infecta la maison où il avait été recueilli. Comme dans les épidémies de 1893, celle-ci trouva son aliment dans les conditions de misère, d'encombrement, de saleté des villages arabes, aggravées par le manque de récoltes qui avait amené une véritable famine. Malgré ces circonstances défectueuses, la mortalité ne dépassa pas le sixième des malades, proportion minime pour le typhus : et, chose curieuse, elle resta strictement limitée à son foyer d'origine, sans gagner les villages environnants. Comme dans l'épidémie de Sétif les symptômes abdominaux furent presque nuls, et l'éruption fut loin d'être aussi constante que les troubles cérébraux, la conjonctivite et la stupeur.

La relation de ces deux épidémies prouve qu'avec des mesures énergiques, il est possible d'éviter la dissémination du mal : il est inutile d'insister sur l'importance de ce fait au point de vue prophylactique.

MÉNINGITE CÉRÉBRO-SPINALE

Au typhus se rattache la méningite cérébro-spinale qui offre un intérêt d'actualité très réel.

Nous assistons en effet à Paris, depuis la fin de l'année 1897, à une reprise de cette maladie qui avait été considérée comme éteinte, tant elle se montrait en France à de rares intervalles. Tous les médecins des hôpitaux en ont signalé quelques cas cet hiver, épars dans les différents quartiers de la capitale. Mais si l'étude de la symptomatologie et des lésions produites par le méningocoque a fait du progrès, la pathogénie et l'étiologie de cette curieuse affection restent encore bien obscures.

Le seul foyer où la maladie ait paru sévir avec une certaine intensité est la ville de Bayonne. Le fait n'est pas sans intérêt, si l'on se rappelle que cette ville a déjà été le théâtre d'épidémies de méningite cérébro-spinale fort graves en 1837, lors de la grande éclosion de la maladie en France. Le Dr Geschwind, médecin de l'hôpital militaire de Bayonne, a précisé ce point d'histoire rétrospective du typhus cérébro-spinal, et montré que, né dans la garnison de Bayonne, il avait suivi le régiment d'étape en étape, pendant l'expédition de Constantine. C'est par contagion directe que furent infectées Auch, Foix et Narbonne.

L'épidémie actuelle semble jusqu'à nouvel ordre circonscrite à Bayonne. L'agent contagieux, le méningocoque de Weichselbaum, paraît avoir pour véhicule le mucus nasal et la salive, son incubation est très rapide et ne dépasse guère vingt-quatre heures (Dr Geschwind).

C'est également cette épidémie de Bayonne que décrit le Dr Delvaille, médecin des épidémies de l'arrondissement. Les premiers cas ont été des militaires casernés à la citadelle de la ville, là où précisément s'était développée initialement l'épidémie de 1837. Quelques civils ont été secondairement atteints : l'auteur en rapporte 4 faits personnels, dont l'un particulièrement intéressant en ce qu'il démontre bien le caractère contagieux de l'affection. Un jeune homme de vingt-quatre ans va le 1er mars à un bal où se trouvaient quelques soldats du 49e de ligne dont la caserne était alors contaminée. Le lendemain il est pris de maux de tête, de prostration et de courbature : le 3 il a de l'opisthotonos et de l'herpès : le 4 il succombe avec du délire et du trismus.

Le frère de ce malade qui partageait son lit, est atteint le 12 mars, huit jours après, de céphalée, de vomissements, de roideur de la nuque, avec lenteur et inégalité du pouls Malgré ces symptômes alarmants il finit par guérir, grâce aux injections de sérum et à l'iodure à haute dose.

Sur aucun autre point de la France, il n'est signalé de nouveaux cas de méningite cérébro-spinale : ceux qui vers la fin de 1896 s'étaient montrés dans la Haute-Garonne, à Loubens, ne sont autre chose que des fièvres typhoïdes compliquées d'accidents méningitiques. Mais l'apparition dans un certain nombre d'arrondissements de la capitale de cas authentiques de méningite cérébro-spinale doit faire craindre que nous n'assistions au retour prochain d'une épidémie analogue à celle de 1837, qui pendant deux ans a parcouru la France et s'est montrée partout meurtrière. Il y a donc grand intérêt à surprendre les premiers débuts de l'affection partout où il feront leur apparition, car l'isolement absolu des malades s'impose ainsi que la désinfection radicale des locaux contaminés.

DIPHTÉRIE

Il est fort difficile d'apprécier la part que prend la diphtérie dans la morbidité générale, et les documents que j'ai compulsés ne sauraient donner même une approximation relative. D'abord, ces documents sont incomplets : en second lieu, ils sont forcément entachés d'erreur. Le diagnostic des angines pseudomembraneuses est, en effet fort délicat; et bien des cas, surtout dans la forme bénigne, ne peuvent être affirmés qu'avec le contrôle de la bactériologie. Aussi, en face d'un mal de gorge suspect, beaucoup de médecins ont-ils de la tendance à voir de suite une diphtérie, là, où souvent il s'agit d'une angine à streptocoques sans bacille de Lœffler. C'est là une cause d'erreur sérieuse pour la statistique, car on compte ainsi parmi les diphtéries bon nombre de cas qui ne leur appartiennent pas, et on crée une fausse légende sur la bénignité de la maladie, puisque tous les cas d'angine non diphtérique guérissent, ou peu s'en faut. La sécurité que donne aux médecins la sérothérapie contribue même à leur faire exagérer la fréquence de la maladie: dans toute angine douteuse volontiers ils pratiquent des injections de sérum antidiphtérique, et il n'est pas défendu de croire, avec le Dr Bastiou de Lannion, que souvent on eût pu éviter ces injections en déterminant la nature de l'angine d'une façon plus précise.

Malgré l'impossibilité d'arriver à une statistique exacte, quelques résultats généraux ressortent des documents envoyés à l'Académie.

C'est d'abord, d'une façon générale, la diminution très réelle du fléau dans un grand nombre de départements. L'Ain, le Puy-de-Dôme, la Loire, le Loir-et-Cher, la Côte-d'Or, la Haute-Loire, l'Aveyron, la Gironde, la Drôme, les Basses-Alpes, l'Ariège n'ont pas eu d'épidémies diphtériques, mais seulement quelques cas isolés; dans la Manche, la diminution a été très sensible, et le Dr Lhomond, médecin des épidémies de Saint-Lô constate que les pharmaciens ont vendu juste moitié moins de sérum antidiphtérique qu'en 1896.

La comparaison des chiffres de mortalité par diphtérie, dans un certain nombre de départements et de grandes villes est très favorable.

Tandis que l'an dernier, le Morbihan fournissait 375 cas de diphtérie, cette année la proportion n'est plus que de 155.

Bastia, qui était jadis un foyer de diphtérie tellement actif que dans une seule année, en 1893, on avait relevé 765 cas d'angine couenneuse avec 182 morts, n'a eu, en 1897, que 6 cas sans décès.

Dunkerque, en 1896, comptait encore 134 malades; en 1897, il n'y en a plus que 48.

A Nantes, la moyenne des dernières années donnait un chiffre dé 250 cas; elle est tombée à 153, avec 127 guérisons et 26 morts.

Il y a donc, très certainement, une atténuation dans les ravages annuels que fait la diphtérie. Cet heureux résultat est-il dû à la bénignité de l'hiver et à la diminution des causes de refroidissement? La chose est possible. Il est probable également qu'un certain nombre d'épidémies ne se sont pas développées, parce qu'on a pu isoler à temps les enfants contaminés, et éteindre sur place les foyers contagieux.

Pourtant, on ne saurait étendre à tous les départements ces conclusions favorables. Sur un trop grand nombre de points, la maladie semble en croissance, sans que les causes de cette extension du mal soient évidentes. Ainsi, Lyon a vu cette année un léger relèvement dans la mortalité diphtérique qui a été de 65 décès (Dr Bard), La Rochelle qui, en 1893, n'avait que 26 diphtériques, en a compté 63 en 1897. Lille en renferme encore une proportion considérahle, 126. Le département de l'Oise qui était, il y a quelques années, presque indemne, en a fourni un grand nombre : 21 cas à Beauvais, 28 à Clermont, 16 à Compiègne, 25 à Senlis.

Dans des pays très voisins, certaines villes voient diminuer la diphtérie, tandis que à côté elle sévit encore cruellement; ainsi dans le Gard : tandis qu'Alais, de 75 diphtériques passe à 29, Bessèges en compte encore 129, et une petite ville de la même région, Bordezac, sur 640 habitants en présente 18 cas. En Corse, tandis que Bastia est épargné. la commune d'Aleria a subi une épidémie grave, 15 cas, 11 décès (Dr Battesti).

Il ne faut donc pas trop se hâter de conclure à l'atténuation de la diphtérie. Elle entre encore dans une proportion beaucoup trop large dans la léthalité infantile, bien que l'admirable découverte de la sérothérapie ait ramené la proportion des cas mortels à une moyenne de 12 p. 100; et si les statistiques de l'année 1897 sont exceptionnellement favorables cela ne veut pas dire que nous ayons la certitude d'une décroissance progressive de la maladie.

Nos connaissances sur l'étiologie et les origines de la diphtérie sont, en effet, bien imparfaites encore. La découverte du bacille de

Lœffler n'a fait que reculer les limites du problème. Nous ignorons quelles sont les influences qui favorisent son expansion et qui augmentent sa virulence. Et tandis que pour la fièvre typhoïde nous incriminons avec certitude l'altération des eaux potables, pour la diphtérie nous sommes réduits à des conjectures sur le mode de germination et de pénétration du bacille. Il est presque certain que l'air peut lui servir de véhicule; mais précisément à cause de cela, il est bien plus difficile d'empêcher sa dissémination.

Au point de vue épidémiologique, la diphtérie est très comparable à la scarlatine. Comme cette maladie, elle ne s'étend pas loin, et reste cantonnée dans de petits villages, où elle ne frappe pas toute la population, mais seulement certains groupes. Elle est lente dans son développement, fixe et tenace, sujette à des oscillations et à des recrudescences au moment où on la croit disparue, susceptible de reviviscence à des années de distance, dans les localités où elle a déjà sévi antérieurement.

Comme elle encore, elle progresse par voie de contagion directe, et il est presque toujours possible de suivre la filiation des cas depuis le premier malade atteint, en passant par tous ceux qui se sont contaminés secondairement. Les épidémies de diphtérie sont par excellence des épidémies rurales.

Quelques exemples montrent bien cette évolution spéciale.

Voici une petite épidémie locale qui éclate au hameau de Villedommange, près Reims. Un enfant de l'école est atteint, à la fin de juillet, d'une angine couenneuse d'apparence bénigne, puis brusquement de croup laryngé. Huit jours après, un second enfant est pris d'une diphtérie pharyngée d'emblée grave. En deux semaines 16 enfants, camarades des précédents, et 12 grandes personnes appelées à les soigner contractent la maladie: 5 meurent (Dr Noël).

A Thiberville, près Bernay, c'est encore un enfant de l'école qui contamine 7 de ses camarades. L'épidémie se propage dans les maisons contiguës de celles de ces enfants par les voisins qui étaient venus les visiter; bientôt deux villages limitrophes, dont les enfants fréquentaient l'école de Thiberville, sont envahis à leur tour. Total: 27 cas, dont 5 mortels. A Bernay même, pendant ce temps-là, il y avait des diphtéries isolées qui se succédèrent pendant un mois, donnant 10 cas dont un mortel (Dr Lesueur).

A Chantelle, dans l'Allier, le D^t Mignot décrit une petite épidémie de village des plus nettes : un premier cas se développe chez un enfant sans cause apparente, quelques jours après, 2 autres éclatent dans la maison contiguë, puis 3 nouveaux dans une famille dont les membres avaient été visiter le premier enfant contaminé ; 2 petits malades succombèrent malgré le sérum d'ailleurs administré trop tardivement.

Ces faits, qu'il serait facile de multiplier, démontrent à n'en pas douter, la contagiosité de la diphtérie et sa propagation de proche en proche par contact direct. Ils ne nous éclairent pas sur l'agent immédiat du contage. Sont-ce les vêtements, est-ce le sol imprégné des crachats des malades, est-ce l'air respiré en commun ? Autant de questions qui mériteraient d'être soigneusement recherchées.

Il en est de même de l'origine aviaire possible de la diphtérie. On sait que les poules sont sujettes à des épidémies de diphtérie meurtrières et il est permis de croire que dans les fermes et les petits villages la contamination a pu se faire des animaux à l'homme. Les médecins de campagne, si bien placés pour étudier cette question de pathogénie n'ont envoyé aucun renseignement qui y fasse allusion.

Ce que l'on sait, c'est qu'il n'est pas toujours nécessaire d'être atteint de la diphtérie pour la transmettre. Un fait très probant est rapporté à cet égard par le Dr Mantel : à Bléquin (Pas-de-Calais) une servante d'auberge atteinte de diphtérie meurt après avoir contaminé 3 de ses frères et sœurs. Le père, menuisier en chaises, contamine à son tour 13 personnes dans différentes maisons où il a livré des meubles réparés.

La reviviscence des épidémies diphtériques dans des localités anciennement contaminées, est également un fait prouvé. A Pas, près d'Arras, 20 personnes sont atteintes de la maladie, avec 6 décès, sans cause initiale évidente. Or l'année précédente, une épidémie de diphtérie avait déjà éclaté dans la commune (Dr Lestocquoy).

A Fontaine-le-Louvet, près Bernay, la diphtérie est endémique: en 1884, 1888, 1889, 1891, 1892, elle a fait de nombreuses victimes : nous la voyons reparaître en 1897 avec une virulence redoutable, 34 cas, 19 morts (Dr Lesueur). Même remarque pour les villages de Joinville, d'Aubigny, de Montierender (Haute-Marne) constamment visités par les épidémies (Dr Mathieu).

En pareil cas, il est difficile de ne pas conclure à la permanence des germes morbides, emmagasinés dans les locaux anciennement contaminés.

C'est à cette cause que le Dr Fauvel attribue la fréquente répétition des cas de diphtérie à Montsurs (Mayenne). La cohabitation de nombreux ménages dans les fermes, l'absence de carrelage dans les habitations, rendant presque impossible la désinfection sérieuse du sol. l'hostilité de la population et de la municipalité à toute mesure d'assainissement expliquent les recrudescences périodiques du mal dans cette commune. Comme toujours, la saleté et l'absence d'hygiène ajoutent à la gravité des épidémies, mais elles ne les créent pas ; car dans la Haute-Loire, un des pays les plus sales de France, il est à remarquer que la diphtérie est tout à fait exceptionnelle.

Il est permis d'espérer que grâce au sérum antidiphtérique, les épidémies scolaires et les petits foyers domiciliaires pourront être dorénavant plus facilement éteints, la sérothérapie étant en pareil cas le meilleur moyen d'empêcher la propagation du mal et la contagion des enfants menacés de contamination. Mais il sera toujours difficile de supprimer ces foyers isolés, en raison même de la marche insidieuse de la maladie, et aussi de l'impossibilité de savoir avec certitude à quelle époque un enfant convalescent de diphtérie cesse d'être dangereux pour ses camarades. On sait en effet que le bacille de Lœffler peut se conserver pendant des semaines et des mois dans la salive sans perdre sa virulence, bien qu'il soit devenu en apparence inoffensif.

Le meilleur moyen d'empêcher le développement d'une épidémie diphtérique est d'isoler immédiatement tout enfant atteint d'angine suspecte, même et surtout si elle est indolente et d'apparence bénigne.

Les instituteurs sont mieux placés que personne pour exercer cette surveillance; trop souvent, en effet, on constate le mal quand déjà il s'est disséminé.

Nulle part également, la nécessité d'une désinfection complète des appartements et des vêtements ne s'impose davantage, car c'est là, nous ne saurions trop le répéter, la source presque constante des cas sporadiques qui éclatent en apparence sans cause et qui se produisent dans des locaux anciennement contaminés. Cette désinfection doit être complète: à la ville, il faut changer les papiers, gratter les parquets, les passer au sublimé et au formochloral. A la campagne, laver le sol avec du sulfate de fer ou du chlorure de zinc et passer un lait de chaux sur les murailles des chambres occupées par les malades. Enfin les objets de literie et les vêtements doivent être soigneusement désinfectés à l'étuve. Par ce moyen seul, on pourra obtenir une diminution réelle des cas sporadiques, qui sont toujours le point de départ des épidémies cantonales.

Je ne saurais omettre, en terminant, de parler des services considérables que rendent aux médecins les laboratoires de bactériologie régionaux, notamment pour le diagnostic de la diphtérie. Je n'en veux d'autre preuve que l'importance croissante de leurs analyses. Celui d'Amiens, pour l'année 1897, a eu à examiner 401 cas d'angine pseudomembraneuse. Dans ce nombre, 117 appartenaient à la diphtérie pure, 29 à des diphtéries associées, 256 étaient des angines non diphtériques (Dr Moynier, de Villepoix). Il y a donc un intérêt considérable à multiplier, dans chaque région, ces laboratoires.

Ceci me ramène à dire un mot du sérum antidiphtérique, qui a fait trop ses preuves pour avoir besoin d'être défendu. Je relève pourtant dans quelques rapports des médecins des épidémies qu'il s'est montré parfois inefficace. Le plus ordinairement, cela tient à ce qu'il a été employé trop tard, quand l'infection était généralisée; d'autres fois, il semble bien que les flacons de sérum étaient trop vieux et avaient perdu de leur valeur. Il est important sous ce rapport que les praticiens sachent la date de préparation du sérum qu'ils emploient, et c'est du reste ce qui se fait aujourd'hui à l'Institut Pasteur, où les flacons portent ostensiblement leur estampille d'origine.

DYSENTERIE

Plus fréquente dans les années sèches et chaudes, la dysenterie s'est montrée en 1897 anormalement rare, et les neuf dixièmes des départements n'en font pas mention dans leurs statistiques. Elle reste cependant fidèle à ses anciens foyers, et nous la retrouvons dans une série de départements où les rapports de nos collègues l'ont déjà signalée comme sévissant avec intensité.

C'est d'abord, dans l'ouest, un premier foyer important, dont le centre occupe le département du Morbihan. Là, en 1893, M. Kelsch y relevait un total de 1.852 cas avec 66 morts, ainsi répartis :

Lorient	74 cas	18 décès.
Vannes	56 —	6 —
Pontivy	26 —	2 —
Ploërmel	1.696 —	40 —

En 1897, l'épidémie s'est montrée moins grave, mais encore relativement très étendue :

Lorient	201 cas	41 décès.
Vannes	107 —	3 —
Pontivy	24 —	8 —
Ploërmel	61 —	2 —

Certains départements du midi où la maladie semble également endémique ont été fortement éprouvés. Dans le Gard, la ville d'Alais, qui, en 1893, fournissait 195 cas, en a eu en 1897 près d'une centaine, avec une mortalité considérable. A Agen, on a relevé, de juin à octobre, 134 dysenteries avec 16 décès. La Corse, le Var, les Bouches-du-Rhône n'en sont pas exempts : enfin l'Algérie, surtout la province d'Oran, en est annuellement infectée, et la dysenterie à Tunis, s'est montrée associée à la fièvre typhoïde. Comme cette maladie, en effet, elle reconnaît une origine fécale et son agent pathogène est très vraisemblablement un microbe vivant dans le gros intestin, et exaltant sa virulence dans des circonstances encore mal déterminées. Les poussières fécales, directement absorbées, paraissent jouer un rôle décisif dans sa transmission : à Reims, où la fièvre typhoïde atteint annuellement les escadrons qui manœuvrent sur des terrains qui reçoivent de l'engrais humain, la dysenterie accompagne fidèlement la dothiénentérie et les courbes de ces deux maladies en 1893, 1894, 1895 et 1896 sont exactement superposables. (Dr Blanchard).

Cette association a été relevée également à Tunis et dans la ville d'Agen.

L'origine hydrique de la dysenterie est possible, mais beaucoup moins bien démontrée que pour la fièvre typhoïde. La contagion directe n'est pas douteuse, probablement par les poussières fécales qui se dégagent des souillures de la literie.

La dysenterie est donc justiciable des mêmes mesures prophylactiques que la fièvre typhoïde : désinfection de l'eau et des habitations, isolement des malades, destruction ou tout au moins désinfection complète de leurs vêtements.

GRIPPE

Il semble que la grippe, dont les ravages ont été excessifs en France depuis 1889 jusqu'en 1894, soit en voie d'atténuation sensible, car les rapports départementaux n'accusent pas de ce chef une mortalité notable. Il est d'ailleurs encore plus difficile de s'entendre sur le mot de grippe que sur la dénomination de la diphtérie. On englobe sous ce nom la plupart des manifestations catarrhales des voies respiratoires, les bronchites, les trachéites, les congestions pulmonaires aiguës non tuberculeuses. Il y a là évidemment une cause d'erreur manifeste, mais il faut bien reconnaître que la limite entre les bronchites simples et l'influenza est souvent presque impossible à établir. C'est en effet le caractère épidémique et contagieux de cette dernière maladie, son extension rapide à toute une province, la rapidité de sa diffusion dans les familles, les groupes scolaires, les agglomérations, la fréquence de ses complications pneumoniques et bronchopneumoniques, qui prouvent qu'on n'a pas affaire à la bronchite catarrhale ordinaire, mais à l'influenza.

En 1897, si l'hiver doux et humide a fait éclore à peu près partout des rhumes, il ne paraît pas avoir déterminé d'épidémie grave. Il faut en excepter cependant la Bretagne qui a été visitée par l'influenza d'une façon assez sévère. Ainsi à Nantes sur 120.000 habitants, 20.000 payèrent leur tribut à la grippe : dans certaines communes voisines, à Saint-Étienne par exemple, la moitié de la population fut atteinte, à Saint-Philbert, sur 3.900 habitants, 1.800 furent touchés, à Vertou 2.000 sur 5.000, à Machecoul le quart de la population, à Chantenay le tiers. Heureusement que l'épidémie fut bénigne; toutefois, comme toutes les épidémies de grippe, elle enleva un grand nombre de vieillards, d'albuminuriques et de diabétiques.

Non loin de là, à Ancenis et à Chateaubriant, la maladie fut également très répandue, surtout chez les enfants, avec une mortalité très faible.

Dans le Morbihan, nous relevons, sur les registres de la préfecture, un total de 3.713 cas avec 125 décès, proportion déjà un peu plus forte.

Dans la Lozère, au contraire, la gravité de la grippe a été sensiblement plus élevée : à Mende, elle a entraîné 17 p. 100 de décès, surtout par le fait des bronchopneumonies secondaires. Le Dr Leclerc, médecin des épidémies, a fait remarquer la fréquence insolite des pleurésies purulentes métagrippales, observation qui avait déjà été faite à Paris par le Dr Gaucher en 1891 et 1892.

A part ces deux centres d'épidémie grippale qui ont été assez accentués, le reste de la France a présenté en 1897 relativement peu de malades. Un foyer s'est développé à Bordeaux, de septembre à décembre, avec des formes thoraciques et abdominales prédominantes, sans invasions brusques, mais entraînant des rechutes fréquentes et surtout, une asthénie consécutive hors de proportion avec les symptômes observés. Les mêmes caractères avec prépondérance de formes intestinales ressemblant parfois à s'y méprendre à la fièvre typhoïde, ont été signalés par le Dr Bastiou dans une petite épidémie qui a régné aux environs de Lannion.

A Cholet, le Dr Marty insiste de nouveau, comme en 1896, sur l'association de la grippe avec l'érysipèle, l'angine, la pneumonie, la diarrhée, voire même la méningite. Il est vraisemblable que ces formes insolites répondent à des associations microbiennes multiples.

La grippe est une maladie contre laquelle nous sommes presque complètement impuissants. Son pouvoir de diffusion est si grand et si rapide, son contage si subtil, que nous sommes à peu près désarmés contre ses manifestations et que nous ne pouvons guère en restreindre les progrès. Un isolement immédiat des premiers cas serait assurément une mesure rationnelle, mais quand on les constate, il est toujours trop tard, le mal a déjà diffusé. Ce qu'il importe de savoir, pour atténuer la gravité des cas si l'on ne peut réduire leur nombre, c'est la facilité avec laquelle un refroidissement, une sortie prématurée réveille les accidents et les complique. Il faut donc maintenir les malades à la chambre plus longtemps que ne le comporte leur état apparent ; grâce à cette précaution, on évite presque toujours les bronchopneumonies et les suppurations pleuro-pulmonaires.

LÈPRE

La lèpre est fort rare en France, et on pourrait presque la considérer comme une maladie éteinte, si l'on ne savait que de loin en loin on en rencontre quelques cas sporadiques, et si la contagiosité de cette affection n'était de plus en plus vraisemblable.

C'est dans le Finistère, spécialement dans l'arrondissement de Morlaix, que semble exister un ancien foyer lépreux : mais cette année, les rapports préfectoraux sont muets sur la présence de cette affection. De même, dans les Alpes-Maritimes, le petit centre de lépreux signalé par le Dr Balestre aux environs de Nice, de la Turbie, d'Éze ne paraît pas s'être développé.

Par contre, le Dr Raynaud, médecin de l'hôpital civil d'Alger, a trouvé, par des recherches patientes et approfondies, que la lèpre tend à s'implanter en Algérie et à y prendre une extension inquiétante. Il a pu isoler 58 lépreux, dont 31, plus de la moitié, viennent de l'Espagne : les 27 autres cas se sont déclarés sur la population indigène pauvre, juive et musulmane. La *saleté* traditionnelle dans laquelle croupissent les Arabes et les Juifs algériens, explique la facilité de la contamination et justifie les craintes de voir la maladie s'étendre.

Pour parer à ce danger, le Dr Raynoud a envoyé à tous ses confrères d'Algérie un questionnaire très complet, répondant à tous les points controversés de l'histoire de la lèpre, et il a déjà obtenu des résultats scientifiques importants de son enquête. Comme corollaire pratique, du moment qu'il est prouvé que plus de la moitié des lépreux algériens sont d'importation espagnole, notre confrère propose de soumettre les immigrants, lors de leur arrivée, à une inspection sanitaire complète, et de les renvoyer dans leur pays s'ils sont malades. Pour ceux qui depuis longtemps sont domiciliés en Algérie, sans vouloir les expulser, il conviendrait de les tenir en observation et au besoin de les isoler. Ces mesures sont tout à fait rationnelles, et le rapport du savant médecin d'Alger mérite d'être pris en sérieuse considération par l'administration préfectorale.

Signalons encore, à propos de la pathologie algérienne deux importants mémoires du Dr Legrain : l'un concernant l'ergotisme en Kabylie, maladie de famine qui est peut-être d'importation scandinave ; l'autre relatif aux affections parasitaires multiples qui pullulent chez les indigènes. Parmi celles-ci, les hématuries sont les plus communes et tiennent à la présence dans les veines vésicales de la bilharzia hœmatobia : la filariose est au contraire rare. D'intéressants documents nous sont adressés sur des maladies inconnues en France, telles que la pinta et le mycétome ou pied de Madura ; cette dernière caractérisée par des bulles au sein desquelles se développent des papillômes hypodermiques constitués par un mycélium en filaments isolés et par des grains blanchâtres disposés en rayons, un peu comme dans l'actinomycose, mais sans éléments claviformes. M. Legrain a relevé une douzaine de cas de cette curieuse affection.

TUBERCULOSE

Ici se termine ce qui a trait aux maladies épidémiques proprement dites qui ont régné dans l'année 1897. Mais je ne saurais passer sous silence la plus terrible de toutes les affections contagieuses, bien qu'elle ne figure pas sur les documents officiels, la tuberculose.

La plupart des médecins qui exercent depuis longtemps à la campagne et dans des localités où ils ont pu suivre l'évolution des maladies depuis une vingtaine d'années, sont unanimes à signaler les progrès effrayants que fait partout la tuberculose.

Jadis, la malaria existait dans beaucoup de provinces, et des régions entières comme la Sologne, la Bresse, la Brenne, la Camargue, le Nivernais, la Basse-Bretagne. les Charentes étaient infectées de fièvres intermittentes Aujourd'hui, grâce au desséchement des marais, à la mise en culture de la plupart des landes, à la meilleure nourriture des habitants, on peut dire que l'impaludisme n'existe presque plus : il est confiné dans certaines régions encore incultes, comme la côte orientale de la Corse ou sur les bords de certains étangs comme le lac de Grand-Lieu, et le Valcarès. Le Dr Legros, de Rochefort, signale cette disparition de la fièvre paludéenne, mais, ajoute-t-il, la tuberculose a partout pris sa place et elle sévit d'une façon endémique sur toutes les populations du littoral.

Dans les grandes villes, mêmes doléances. A Lille, Tourcoing, Roubaix, la phtisie fait d'affreux ravages. A Dijon, pays autrefois très salubre, le Dr Misset signale l'absence presque complète de maladies épidémiques, mais, dit-il, l'année 1897 a été déplorable au point de vue des progrès de la tuberculose Dans les départements bretons, c'est encore pis. Ces populations jadis saines et vigoureuses, qui en 1840, venaient en tête de la statistique pour leur résistance à la tuberculose, sont maintenant envahies d'une façon lamentable. Chaque année, l'émigration de plus en plus nombreuse des habitants des Côtes-du-Nord, du Morbihan et du

Finistère vers les grandes villes de l'ouest et surtout à Paris, se traduit par une mortalité tuberculeuse véritablement effroyable. Dans les hôpitaux parisiens, plus du tiers des phtisiques sont originaires de ces départements. Dans leur pays natal, la situation n'est pas meilleure, et les plus petits hameaux, les villages maritimes où l'air est cependant si pur, sont décimés par la phtisie.

Ce triste état de choses, les médecins sont unanimes à l'attribuer aux progrès de l'alcoolisme. Jadis, la France était un pays sobre où le paysan, s'il s'enivrait parfois le dimanche avec du vin ou du cidre, ne buvait jamais en semaine. Aujourd'hui, les cabarets pullulent partout.

Telle ville du nord renferme deux estaminets sur trois maisons. Au lieu d'y vendre du vin naturel, on y débite toute la série des boissons frelatées, des alcools de qualité inférieure, qui abrutissent ; à l'ivresse accidentelle a succédé l'intoxication chronique. Et cet état de choses, le gouvernement est impuissant à le réprimer : il sait trop que le marchand de vin est le grand électeur, et qu'il faut le ménager.

Ainsi, d'une part, une extension rapide et irrémédiable de l'alcoolisme, de l'autre une décadence progressive de la race qui perd ses qualités de résistance physique et d'énergie morale : des asiles d'aliénés qui se peuplent d'épileptiques et de paralytiques généraux, en même temps que diminue la natalité et que fructifie la tuberculose, voilà la marche parallèle de la santé en France. Devant ce résultat la disparition très réelle des épidémies de variole et la diminution de la fièvre typhoïde, pèsent peu dans la balance. et ne suffisent pas à compenser les pertes quotidiennes que subit la race française du fait de la tuberculose.

Cette question de la prophylaxie de la tuberculose a fait l'objet à l'Académie de longs et consciencieux travaux qui ont été signalés dans l'admirable rapport de mon collègue M. le professeur Grancher. Toutes les précautions recommandées par lui pour la destruction des crachats tuberculeux et pour l'hygiène des phtisiques sont assurément très rationnelles, et dans une certaine mesure peuvent être efficaces. Je ne crains pas de dire cependant, que tant qu'on ne fera rien contre l'alcoolisme, on n'obtiendra aucun résultat utile contre la tuberculose : ces deux fléaux sont connexes, et la protection bienveillante qu'accordent aux cabaretiers tous les gouvernements qui se succèdent depuis vingt ans dans notre pays, se traduit par un accroissement parallèle et progressif de la tuberculose. Il y a là un danger national que je me permets de signaler : car l'alcoolisme et la tuberculose sont les deux fléaux les plus radicalement destructeurs de l'énergie d'une race.

Je résume ce trop long rapport en condensant en quelques pages les vœux des médecins des épidémies.

L'insuffisance des renseignements statistiques est patente. Elle tient à plusieurs causes : l'indifférence des médecins d'abord, celle de l'administration et des municipalités ensuite, enfin la routine invétérée des populations.

I. — L'indifférence des médecins n'est que trop manifeste. Si, parmi nos confrères, il en est un grand nombre qui prennent au sérieux l'obligation de la déclaration des maladies contagieuses et recherchent avec un zèle très louable tous les cas qui peuvent se produire dans leur arrondissement pour les faire connaître de suite à la préfecture, un plus grand nombre se désintéressent absolument de la question et systématiquement s'affranchissent de toute déclaration.

Les motifs de cette abstention sont multiples : pour quelques-uns, c'est simple ignorance du texte de la loi : il possèdent bien un carnet à souche spécial pour les déclarations, mais ils l'ont, dès sa réception, remisé dans un tiroir où il dort oublié, s'il n'est même égaré pour toujours. A ceux-là, il suffirait de rappeler la loi pour la leur faire exécuter : la bonne volonté ne leur manque pas, mais au milieu des obligations multiples et du labeur incessant du médecin de campagne, ils oublient ou négligent d'avertir l'administration.

Pour d'autres ce n'est pas oubli, mais volonté arrêtée et systématique de taire les maladies contagieuses, au nom de leur intérêt et de celui de leurs clients. Pour qui connaît les misères et les tracasseries des commérages d'une petite ville, ainsi que les jalousies qui divisent trop souvent le corps médical, l'argument n'est pas sans valeur. « Si je fais la déclaration, se dit-on, le maire mon ennemi (politique ou autre) et ami de mon concurrent, s'empressera d'aller vérifier ou de faire vérifier chez mes clients ce que j'aurai déclaré, il tracassera mes clients sous couleur de mesures hygiéniques à prendre, tout cela pour me discréditer et pour montrer que je viole le secret professionnel » (Dʳ Soula de Pamiers.) Le tableau est peut-être un peu poussé au noir, mais il est vrai. Sans faire intervenir nécessairement l'intérêt personnel ou les rancunes des confrères, il est positif que le médecin éprouve souvent un très réel embarras pour déclarer une maladie contagieuse dans les familles dont il a la confiance. L'éducation de ces familles n'est pas suffisament forte pour qu'elles comprennent la nécessité de subordonner leur intérêt particulier à l'intérêt général: pour beaucoup de clients la divulgation de leur maladie équivaudrait à l'expulsion du médecin: celui-ci, qui le sait, garde un silence prudent. Sans doute, il est blâmable; mais comment exiger de lui assez d'abnégation pour rompre ainsi avec sa clientèle?

Le Dʳ Pillot, médecin des épidémies d'Auxerre, expose ainsi les motifs de l'abstention de beaucoup de nos confrères.

« Au début de l'application de la loi de 1892 sur la déclaration obligatoire, dit-il, les médecins s'y sont soumis avec un peu de répugnance, c'est possible, mais ils ont obéi, puis ils n'ont pas tardé à constater que cette déclaration, laquelle, en somme, n'aurait pas dû leur incomber, n'était pas suivie de ses effets naturels, à savoir: la prise par les municipalités ou leurs agents des mesures destinées à faire la désinfection et à arrêter la marche de l'épidémie. Dès lors, à quoi bon déclarer? Dans l'intérêt de la statistique pure et simple? Cela n'en vaut pas la peine. Alors, le médecin se tait. Fidèle au devoir professionnel, il prescrit et fait souvent exécuter de son autorité privée les mesures de désinfection nécessaires, et il s'en tient là. Qui le blâmera? »

Voilà pour le médecin de campagne ou de chef-lieu de canton. Il ne fait pas de déclaration parce que le plus souvent il sait qu'elle sera sans effet, et que d'autre part il est certain de mécontenter ses clients, qui ne se soucient pas de voir le pays être mis au courant de leur maladie, et auxquels il peut en effet, par une divulgation, porter un réel préjudice.

Le médecin des épidémies, personnage revêtu d'un caractère officiel, aura-t-il plus de facilité pour se procurer des renseignements et pour les faire connaître à la préfecture? Pas davantage. Pour arriver à une approximation suffisante, il lui faudrait puiser aux sources suivantes :

1° L'analyse des bulletins de décès des communes ;

2° La déclaration officielle des maladies contagieuses ;

3° Les renseignements fournis par les confrères.

Or, en pratique, ces trois sources font presque complètement défaut. Les bulletins indiquant les causes des décès n'existent pas dans les campagnes et aucun registre dans les mairies ne porte mentionnée la cause de la mort. D'autre part nous venons de voir que la déclaration n'est faite que très rarement par les médecins. Restent les renseignements directs, mais très incomplets, envoyés officieusement par les confrères ; suivant leur bonne volonté, leur indifférence ou leur hostilité, cette source de documents peut varier du tout au tout. Aussi trop souvent les médecins des épidémies sont-ils obligés d'ajouter, après leurs rapports, que les données statistiques concernant des cantons de 10.000, de 20.000 habitants, font absolument défaut.

II. — Si les médecins sont trop souvent fautifs, l'administration ne l'est pas moins. Le médecin des épidémies, puisqu'il existe dans chaque arrondissement, devrait être tenu au courant des détails de son service. Sitôt un renseignement médical arrivé à la sous-préfecture, c'est à lui qu'il doit être transmis réglementairement, de façon à le mettre en mesure de s'adresser directement à ses collègues et de se faire rapidement une opinion sur la situation sanitaire qui lui serait signalée. Cela se fait, je dois le dire, dans la plupart des cas, mais pas toujours. Trop souvent c'est aux maires des communes la plupart du temps incompétents que sont tout d'abord envoyés ces documents ; et ce sont les gendarmes qui sont chargés de l'enquête !

Que le maire soit illettré, ce qui n'est pas rare, ou qu'il soit seulement négligent, ce qui est infiniment plus commun, le renseignement risque fort d'être arrêté au passage, aucune suite n'est donnée à l'affaire, et pendant ce temps l'épidémie se propage sans que le médecin des épidémies en ait seulement connaissance.

Trop d'intermédiaires existent d'ailleurs pour que le service fonctionne régulièrement. Supposons par exemple, une épidémie se déclarant dans une école. Le mieux placé, pour en saisir les origines et pour en signaler les premiers cas, est assurément l'instituteur. Or souvent, soit par oubli, soit par ignorance, il néglige d'en avertir l'autorité à temps. Dans l'espèce, c'est l'inspecteur d'académie, lequel à son tour, doit en référer au sous-préfet : c'est à lui qu'incombe le soin de faire fermer l'école et d'autoriser ou non la réouverture, si l'épidémie est éteinte ou si elle persiste encore. Or, sans incriminer aucune bonne volonté, tout cela prend du temps et en attendant le mal fait des progrès. C'est ainsi que dans un département de l'ouest, une sérieuse épidémie de diphtérie s'est rallumée dans une école, faute de désinfection du local. La demande faite par l'instituteur n'avait pas été transmise à temps par l'inspecteur.

A tous les échelons de l'administration, il en est de même, au grand détriment des populations et des villages que décime l'épidémie. Et quand le rapport du médecin de l'épidémie arrive à la préfecture, l'épidémie est souvent finie ; alors les ordres concernant les mesures à prendre arrivent trois semaines après l'extinction du mal (épidémie de Saint-Jean-de-Falga, dans l'Ariège).

Dans les préfectures mêmes, malgré la bonne volonté des préfets et les soins qu'ils apportent à recueillir les documents relatifs à la santé publique, le service est loin de se faire comme il le faudrait. Il se ressent de l'instabilité du personnel administratif, et des trop fréquentes mutations qui s'y produisent. Combien de fois des préfets et des sous-préfets quittent précisément leurs arrondissements et leurs départements au moment où ils commencent à peine à les connaître !

III. — Aux difficultés nées de l'indifférence des médecins et des lenteurs administratives, s'ajoutent les obstacles provenant de la routine et du mauvais vouloir des intéressés eux-mêmes. Sauf quelques départements plus cultivés, où l'hygiène commence a être prisée à sa juste valeur, tous les paysans sont instinctivement rebelles à l'idée de la contagion, et quand ils se savent atteints d'une maladie infectieuse, ils se gardent bien de la déclarer, pour ne pas se faire de tort. Les municipalités renchérissent encore sur ce raisonnement. La notion d'une épidémie arrêterait les affaires, ferait cesser le commerce, compromettrait des intérêts personnels. Tout récemment, le maire d'une importante commune de Seine-et-Marne s'opposait à la réfection des égouts de la ville pour n'avoir pas à faire de réparations aux conduites d'eaux ménagères de sa propre maison. Il y a dix-huit mois, une épidémie de variole se déclarait à Beaumont-de-Lomagne (Tarn-et-Garonne), la municipalité fut prévenue de l'éclosion des premiers cas et se garda bien d'en donner connaissance, de peur de compromettre le succès d'un concours hippique qui devait avoir lieu à la fin du mois. Trois semaines après, il y avait 24 varioleux, dont 13 succombèrent (Dr Sanie, de Castelsarrasin). Ces faits qu'il serait facile de multiplier, montrent combien l'éducation publique est à faire, et à quelles difficultés se heurte le médecin quand il essaie de prévenir l'extension d'une épidémie.

Les mesures que la plupart de nos confrères voudraient voir se réaliser sont les suivantes :

1° *Pour les déclarations des maladies contagieuses*, ils demandent que ce ne soient plus les médecins qui en soient chargés, car de plus en plus, pour les motifs ci-dessus énoncés, ceux-ci se désintéressent et se désintéresseront de cette obligation.

Une fois le principe de la déclaration obligatoire admis, il n'est pas plus difficile de l'exiger de la part des malades que de forcer les familles à déclarer les naissances et les décès, ce qui se fait partout et ne comporte aucune difficulté.

A défaut des malades, le chef de famille, le logeur, le directeur de l'hôpital ou le chef de l'institution devraient en être chargés, sous peine d'une amende, dont le produit serait employé à subvenir aux frais de désinfection de la commune. Ce vœu est formulé explicitement par les docteurs Boquin, d'Autun ; Balestre, de Nice ; Chabenat, de La Châtre ; Pillot, d'Auxerre ; etc. Il nous semble absolument rationnel.

Quant aux médecins qui, soucieux de répondre à la loi de 1892, continuent à envoyer des déclarations de maladies contagieuses, ils se plaignent, avec raison, du système actuel des cartes ouvertes qui répugne aux familles, en livrant au public des faits qu'il est inutile de répandre. On objecte, il est vrai, que c'est par un chiffre qu'est indiquée la maladie, mais cette indication ne trompe personne et au fond, c'est la divulgation pure et simple des secrets des familles (Dr Jeannin, de Montceau-les-Mines).

Le Dr Colin, de Quimper, désirerait voir substituer à ces cartes ouvertes, des cartes fermées et gommées, afin d'éviter des indiscrétions fâcheuses. Ce vœu est déjà en partie réalisé, puisque l'administration remet des cartes fermées aux médecins qui lui en font la demande.

Il est certain que, quand la loi sur la santé publique sera définitivement votée, la plupart de ces difficultés seront levées. Mais, jusque-là, il faut remédier à ces imperfections par un redoublement de zèle. Tout en m'associant aux vœux de nos confrères, je ne puis m'empêcher de leur rappeler que, puisque la loi qui exige des médecins la déclaration des maladies contagieuses existe, elle s'impose à tout le monde et reste jusqu'à nouvel ordre obligatoire. Il est permis de supposer que si les médecins faisaient plus exactement et plus généralement ces déclarations, les municipalités, à leur tour, feraient moins de difficultés pour adopter les mesures d'hygiène et de désinfection.

2° *Pour les médecins d'épidémies*, ce serait faciliter grandement leur tâche et en même temps assurer l'exactitude rigoureuse des statistiques que d'exiger, dans toutes les communes, la déclaration de la cause des décès comme cela se fait dans les grandes villes.

En centralisant, d'autre part, dans les mairies les déclarations rendues obligatoires des familles des malades, lesquelles seraient consignées à cet effet sur un registre spécial, on aurait une double source d'informations qui se compléterait l'une par l'autre et qui fournirait des données précises (Dr Janot, de Nogent-sur-Seine).

Les renseignements parvenus à la préfecture, au lieu d'être transmis à la mairie des communes, devraient directement être adressés au médecin des épidémies sans aucun intermédiaire.

Aujourd'hui les maires peuvent refuser la communication de

ces documents au médecin pour peu qu'ils y mettent de mauvais vouloir ; cet abus ne devrait pas exister, et cette simple mesure couperait court aux tentatives que font trop souvent les municipalités pour dissimuler l'existence d'une épidémie commençante.

3° En ce qui concerne le rôle de l'administration, beaucoup de nos confrères pensent qu'il suffirait pour réveiller le zèle des médecins, de les rappeler à intervalles réguliers, plusieurs fois par an, à la stricte observation de la loi. Une circulaire leur serait envoyée tous les trois mois, par exemple, pour leur demander les renseignements médicaux qu'ils auraient pu recueillir, Il est possible que pour quelques-uns ce moyen réussirait ; il est permis cependant d'en douter, quand on voit sur les documents préfectoraux, les appels réitérés adressés trop souvent infructueusement à l'exactitude des médecins des épidémies.

Ce qui serait peut-être possible de la part des préfets, ce serait de prendre des arrêtés pratiques, concernant l'hygiène et la santé publiques, qui deviendraient obligatoires sous peine d'avertissements et d'amendes, ce qui contribuerait dans une réelle mesure à l'assainissement des campagnes. Il existe des prescriptions interdisant de placer des meules de paille et de fourrage trop près des bâtiments de ferme pour éviter les incendies. En quoi serait-il plus difficile d'interdire que les fumiers fussent immédiatement contigus aux habitations et aux puits, ce qui éviterait bien souvent la contamination des eaux potables? L'administration, sans se montrer trop tracassière, aiderait ainsi puissamment à l'hygiène, au grand bénéfice de la santé publique.

Sans doute, l'inertie invétérée des paysans ne saurait disparaître qu'à la longue, grâce à une éducation perfectionnée. Mais le rôle des instituteurs pourrait être agrandi, et deviendrait singulièrement fécond, s'ils inculquaient à leurs élèves des notions élémentaires d'hygiène et leur enseignaient la nécessité de la propreté pour le sol et pour les habitations, aussi bien que pour les personnes. C'est là un vœu que formulent un certain nombre de nos collègues et qui pourrait, croyons-nous, être assez facilement réalisé d'une façon pratique.

Enfin, puisqu'il existe des conseils d'hygiène départementaux, il y aurait lieu de les utiliser, en les convoquant régulièrement plusieurs fois par an. Le D' Rousseaux, de Vouziers, s'étonne avec raison que jamais ils ne se réunissent; jamais non plus ne sont désinfectés les établissements publics, tels que mairies, écoles. églises, où peut si facilement s'exercer la contagion. Il y a assurément beaucoup à faire dans cette voie, pour l'assainissement des communes.

Ceci me ramène à parler des moyens dont disposent les médecins pour combattre les épidémies.

Ils sont, hélas, bien rudimentaires, et trop souvent inapplicables.

Quand un cas de maladie contagieuse se développe dans un village, la première mesure qui s'impose est d'isoler le malade, la seconde, de désinfecter les locaux qu'il a pu contaminer.

Or l'isolement, qu'il est toujours difficile de réaliser d'une façon complète même dans les grandes villes, où des salles spéciales sont, théoriquement du moins, aménagées à cette intention, devient une impossibilité matérielle à la campagne dans l'immense majorité des cas. Comment isoler un enfant et le séparer de ses frères et sœurs, quand toute la famille n'a qu'une chambre pour logement, comme c'est la règle dans les fermes et dans les petits villages; heureux encore quand chacun possède un lit!

La désinfection n'est guère plus applicable, et trop souvent elle ne peut être qu'illusoire. Ainsi que l'écrit le médecin des épidémies de Brest dans son rapport, le seul moyen de désinfecter une ferme de Basse-Bretagne serait de la brûler. Quand la diphtérie ou la scarlatine ont envahi une de ces maisons, il est à peu près impossible d'assainir celle-ci d'une façon sérieuse. Le simple lavage à grande eau, ou avec du sulfate de fer, est à peine possible, la plupart de ces habitations n'étant pas carrelées, et reposant sur de la terre battue, qui s'imprègne de liquides organiques. Dans les habitations moins pauvres, ces lavages du parquet s'imposent, ainsi que le blanchiment à la chaux des murs et des plafonds : c'est le moyen le plus efficace et le moins dispendieux de désinfection que l'on puisse employer. En même temps, on brûlera du soufre, pour désinfecter la literie, les meubles, le linge des malades. Mais toutes ces mesures, si simples qu'elles paraissent, sont impraticables quand les familles ne disposent que d'une chambre et ne peuvent la quitter ne fût-ce que pour vingt-quatre heures.

Aussi, serait-ce un grand bienfait que d'avoir, dans chaque arrondissement un pulvérisateur et une étuve à air chaud susceptibles d'être transportés dans les villages contaminés. Un certain nombre de municipalités l'ont compris, et dans plusieurs départements ces appareils fonctionnent, au grand bénéfice des populations rurales. Nous devons avouer toutefois que jusqu'ici, les résultats obtenus ne sont pas parfaits et que l'on peut émettre des doutes sur la destruction réelle des microbes pathogènes. Mais, tels qu'ils sont, ils n'en rendent pas moins de très réels services, et il serait fort désirable que chaque arrondissement en fût pourvu. C'est le vœu de la plupart de nos confrères, qui en face d'une épidémie dont ils pourraient arrêter les progrès, sont entravés trop souvent par la pénurie des moyens dont ils disposent.

Avant de clore ce trop long rapport, il me reste à remercier les confrères de province, des communications très intéressantes qu'ils nous ont adressées et qui ont grandement facilité ma tâche. Ces travaux sont d'autant plus méritoires qu'ils sont pris sur les très rares instants de loisir que leur laissent leurs occupations professionnelles, et que leurs auteurs sont le plus ordinairement privés des ressources scientifiques qui abondent dans les grandes villes. Aussi ont-ils un cachet de personnalité et de véracité qui en double l'intérêt.

En transmettant à ces confrères zélés les remercîments de l'Académie, je me fais bien volontiers l'interprète d'un vœu que j'ai souvent entendu exprimer, c'est que le nombre et la valeur des récompenses dont dispose l'Académie soient augmentés, car il existe aujourd'hui une disproportion trop flagrante entre le mérite des rapports que l'on nous envoie et la parcimonie avec laquelle nous les honorons. Il serait à désirer que, pour ceux de nos collaborateurs de province qui ont épuisé la série des médailles dont nous pouvons disposer, la décoration de la Légion d'honneur devînt la consécration naturelle et le couronnement légitime de toute une vie de travail et de dévouement.

PROPOSITIONS DE RÉCOMPENSES [1]

Rappels de médailles d'or.

M. le Dr Fiessinger, correspondant de l'Académie de médecine, à Oyonnax: *Relation d'une épidémie de variole.*

M. le Dr Vincent (Jean), médecin-major de 2ᵉ classe, professeur agrégé au Val-de-Grâce: *De l'immunité de la race arabe à l'égard de la fièvre typhoïde. — Recherche de la séro-réaction.*

Médaille de vermeil.

M. le Dr Comte (Henry), médecin-major de 1ʳᵉ classe au 28ᵉ de ligne, à Paris: *Rubéoles observées en 1897 au 28ᵉ régiment d'infanterie. — Épidémies simultanées de rougeole et de scarlatine.*

Rappels de médailles de vermeil.

M. le Dr Balestre, à Nice: *Rapport sur les maladies épidémiques qui ont régné dans le département des Alpes-maritimes en 1897.*

M. le Dr Bard (L.), professeur à la faculté de médecine de Lyon: *Rapport sur les épidémies observées dans le département du Rhône pendant l'année 1897.*

M. le Dr Vergely, professeur à la faculté de médecine de Bordeaux: *Rapport sur les épidémies qui ont régné dans le département de la Gironde pendant l'année 1897.*

---

(1) Ces récompenses ont été accordées par arrêté du Président du Conseil, Ministre de l'intérieur, du 24 novembre 1898 et publiées au *Journal officiel de la République française* du 22 décembre 1898.

Médailles d'argent.

M. le Dr Boquin, à Autun : *Rapport sur les épidémies de l'arrondissement pendant l'année* 1897.

M. le Dr Delvaille, à Bayonne : *Autour d'une épidémie de méningite cérébro-spinale.*

M. le Dr Famechon (Henri), médecin-major de 1re classe au 21e régiment d'artillerie, à Angoulême : *La fièvre typhoïde dans la garnison d'Angoulême depuis l'adduction de l'eau de la Tourve (juillet* 1889*).*

M. le Dr Marty, médecin-major de 1re classe à l'hôpital militaire de Belfort : *Étude clinique sur l'épidémie de fièvre typhoïde observée à Belfort sur la garnison en octobre-novembre* 1896.

M. le Dr Ramally, médecin aide-major de 1re classe, médecin-chef de l'hôpital militaire de Daya : *La fièvre typhoïde dans la garnison de Daya (Oran) et particulièrement l'épidémie de* 1897.

M. le Dr Rouget (Jules), médecin-major de 2e classe, chargé du laboratoire de bactériologie à l'hôpital du Dey, à Alger : *De la recherche du bacille typhique dans les eaux suspectes. — Quelques observations relatives au diagnostic bactériologique de la diphtérie.*

MM. les Drs Sanglé-Ferrière, médecin-major de 2e classe au 4e régiment de chasseurs d'Afrique, à Tunis, et Remlinger, médecin aide-major de 1re classe, chef du laboratoire militaire de bactériologie de Tunis : *Épidémie de fièvre typhoïde due à l'épandage d'engrais humain.*

Rappels de médailles d'argent.

M. le Dr André, à Toulouse : *Relation d'une épidémie de méningite cérébro-spinale à Loubens.*

M. le Dr Delacour, à Rennes : *Rapport sur les épidémies du département d'Ille-et-Vilaine pendant l'année* 1897.

M. le Dr Faidherbe, à Roubaix : *De la polyadénite aiguë dite fièvre ganglionnaire.*

M. le D*r* Geschwind, médecin principal de 1*re* classe, médecin-chef de l'hôpital militaire de Bayonne : *Nouvelles recherches épidémiologiques sur la méningite cérébro-spinale.*

M. le D*r* Jaubert. médecin-major de 2*e* classe au 123*e* régiment d'infanterie, à Saint-Martin-de-Ré : *De la récidive de la fièvre typhoïde constatée bactériologiquement.*

M. le D*r* Le Page, à Orléans : *Statistique médicale de la ville d'Orléans, années* 1893, 1894, 1895 *et* 1896.

M. le D*r* Lesueur, à Bernay : *Rapport sur les épidémies de l'arrondissement pendant l'année* 1897.

M. le D*r* Magnant, à Gondrecourt (Meuse) : *Relation d'une épidémie de fièvre typhoïde à Cherminy (Vosges), année* 1897.

M. le D*r* Mathieu, à Wassy : *Rapport sur les épidémies de l'arrondissement pendant l'année* 1897.

M. le D*r* Raynaud, médecin de l'hôpital civil d'Alger : *La lèpre en Algérie.*

M. le D*r* Rousseaux, à Vouziers : *De la tuberculose au point de vue de la contagion dans cet arrondissement.*

Médailles de bronze.

M. le D*r* Bergasse. médecin-major de 2*e* classe au 1*er* régiment de hussards, à Valence : *Influence du surmenage et de l'eau de boisson dans l'étiologie de la fièvre typhoïde.*

M. le D*r* Bernard, médecin-major de 1*re* classe en retraite à Haybes-sur-Meuse : *Épidémie de fièvre scarlatine observée à Haybes en* 1896-1897.

M. le D*r* Blusson, à Larche : *Rapport sur les épidémies de l'arrondissement de Brive pendant l'année* 1897.

M. le D*r* Bossion, médecin de colonisation à La Medjana (Constantine) : *Considérations sur cinq épidémies de typhus en Kabylie.*

M. le D*r* Casteret, médecin aide-major de 1*re* classe au 126*e* régiment d'infanterie, à Toulouse : *Étude étiologique sur une épidémie de rougeole à ce régiment.*

M. le Dr Cros, médecin aide-major de 1re classe des hôpitaux militaires de la division d'Alger : *Relation d'une épidémie de typhus observée à Aïn-Madhi (cercle de Laghouat).*

M. le Dr Deschamps (Th.), à Montigny-le-roi : *Rapport sur une épidémie de fièvre typhoïde d'origine hydrique.*

M. le Dr Legrain (E.), à Bougie : *Sur quelques affections parasitaires observées en Algérie.*

M. le Dr Mével (Paul), à Douarnenez : *Histoire de l'épidémie de fièvre typhique survenue à Douarnenez et dans les campagnes environnantes pendant les années 1894-1895.*

M. le Dr Saint-Martin, médecin aide-major de 1re classe au 17e bataillon de chasseurs à pied, à Rambervillers : *Étude épidémiologique de la scarlatine de 1888 à 1896 dans ce bataillon.*

M. le Dr Soueix, à Saint-Girons : *Rapport sur une épidémie de fièvre typhoïde qui a sévi dans la commune d'Antras.*

M. le Dr Subercaze, à La Ferté-Alais : *Relation d'une épidémie de rougeole à la Ferté-Alais, 1897-1898.*

Rappels de médailles de bronze.

M. le Dr Baratier, à Jeugny : *Note sur la contagion de la rougeole à la période de convalescence.*

M. le Dr Cerf-Mayer, à Brest : *Rapport sur les épidémies de l'arrondissement pendant l'année 1897.*

M. le Dr Dessaux, à Tôtes : *Rapport sur une épidémie de diphtérie qui a sévi à Butot (Seine-inférieure).*

M. le Dr Hoel, à Reims : *Rapport sur les épidémies de l'arrondissement pendant l'année 1897.*

M. le Dr Matignon, médecin aide-major de 1re classe, attaché à la légation de France, en Chine : *L'Helminthiase intestinale chez l'européen et le chinois à Pékin. — La peste de Formose.*

MELUN. IMPRIMERIE ADMINISTRATIVE. — INT. 319-99, N° 201

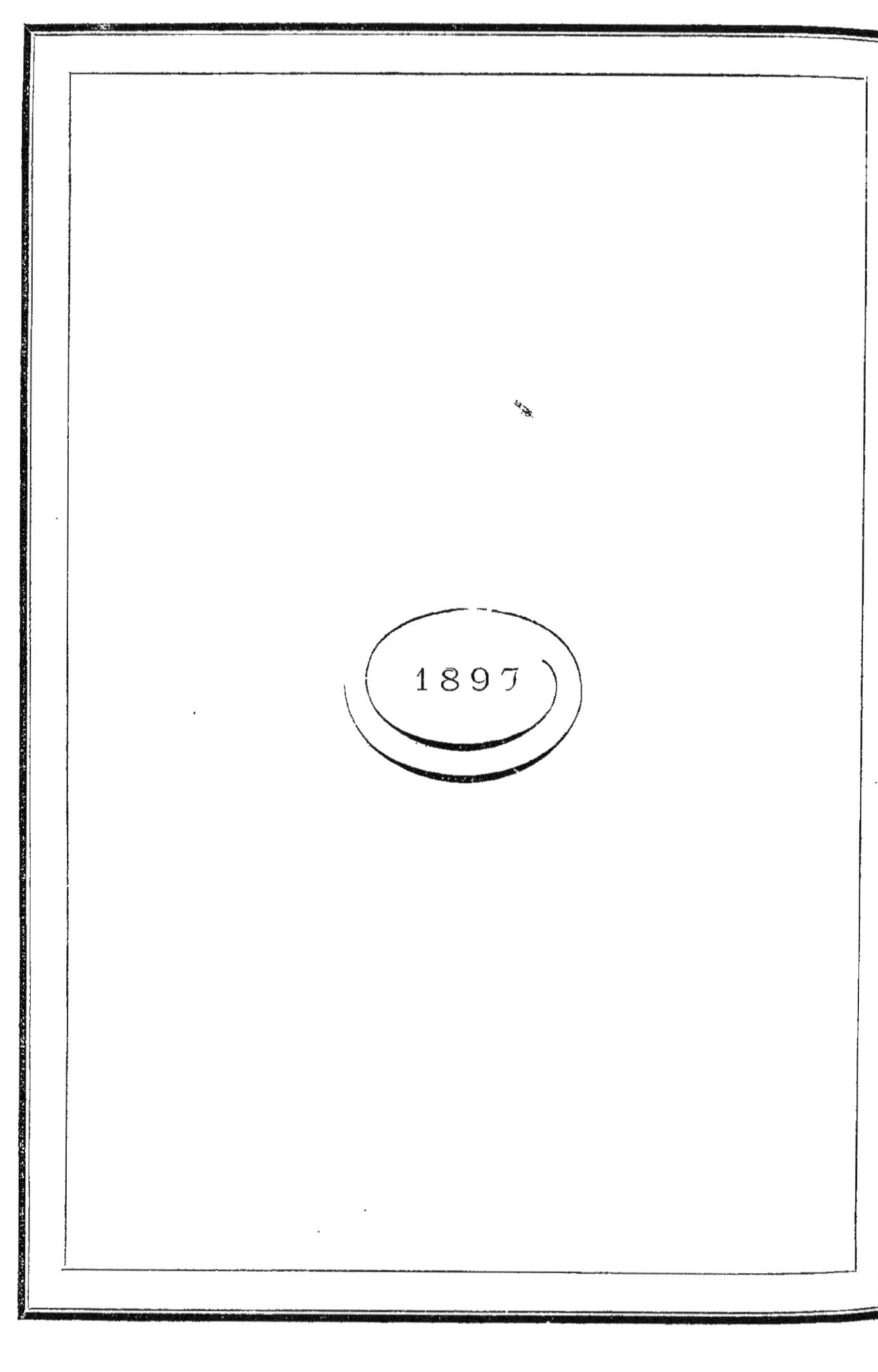
1897